Ratgeber Skin Picking

Linda M. Mehrmann

Alexander L. Gerlach

Ratgeber Skin Picking

Hilfe bei Dermatillomanie

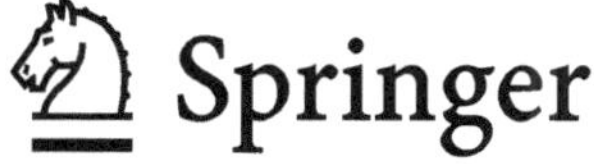

Linda M. Mehrmann
Lehrstuhl für Klinische Psychologie und
Psychotherapie
Universität zu Köln
Köln, Deutschland

Alexander L. Gerlach
Lehrstuhl für Klinische Psychologie und
Psychotherapie
Universität zu Köln
Köln, Deutschland

ISBN 978-3-662-60468-7   ISBN 978-3-662-60469-4   (eBook)
https://doi.org/10.1007/978-3-662-60469-4

Die Deutsche Nationalbibliothek verzeichnet diese Publikation in der Deutschen Nationalbibliografie;
detaillierte bibliografische Daten sind im Internet über ▶ http://dnb.d-nb.de abrufbar.

Fotonachweis Umschlag: © Annatamila/stock.adobe.com

Planung: Monika Radecki
Springer ist ein Imprint der eingetragenen Gesellschaft Springer-Verlag GmbH, DE und ist ein Teil von
Springer Nature.
Die Anschrift der Gesellschaft ist: Heidelberger Platz 3, 14197 Berlin, Germany

Vorwort

Obgleich Pathologisches Hautzupfen/-quetschen (Skin Picking) phänomenologisch schon lange beschrieben wurde, hat diese Problematik in den letzten Jahren zunehmend Aufmerksamkeit bekommen. 2013 wurde Skin Picking in den USA als eigenständige Diagnose anerkannt. Im europäischen Raum wird Skin Picking voraussichtlich ab 2022 ebenfalls offiziell als Diagnose eingeführt. Betroffene berichteten uns immer wieder, wie erleichtert sie waren herauszufinden, dass es für ihr problematisches Verhalten eine Bezeichnung gibt und andere Personen unter den gleichen Schwierigkeiten leiden. Auch wenn die Öffentlichkeitsarbeit, insbesondere durch Selbsthilfegruppen, in Deutschland derzeit erfreulich an Quantität und Qualität zunimmt, fehlt es dennoch an gebündelten und wissenschaftlich geprüften Informationen und Hilfen für Betroffene.

Dieser Ratgeber wendet sich an alle Personen, die unter sich wiederholenden körperbezogenen Verhaltensweisen, vor allem Skin Picking, aber auch Haareausreißen oder Nägelkauen leiden. Wir möchten ausführlich über Skin Picking informieren und bieten zudem ein bewährtes Selbsthilfeprogramm für Betroffene an. Auch möchten wir mit diesem Ratgeber all diejenigen erreichen, die im beruflichen oder privaten Bereich Berührungspunkte mit Skin Picking haben und nach Informationen sowie wirksamen Behandlungsansätzen suchen. In einem eigenen Kapitel haben wir zudem Informationen für Familienmitglieder und andere nahestehende Personen zusammengestellt. Schließlich bietet ein weiteres Kapitel Informationen über andere sich wiederholende körperbezogene Verhaltensweisen (Haareausreißen und Nägelkauen) und wie die Inhalte des Ratgebers darauf übertragen werden können.

Dieser Ratgeber schließt ein schrittweise aufgebautes, verhaltenstherapeutisches Selbsthilfeprogramm ein (▶ Kap. 2 bis 11). Begleitet werden die Inhalte von 22 Übungen, mit denen Betroffene sich intensiv mit ihrem Knibbelverhalten auseinandersetzen können. Dabei lernen sie praktische Strategien und alltagsnahe Techniken kennen, die gegen das Knibbeln helfen.

Die positive Wirksamkeit unseres Selbsthilfeansatzes konnten wir am Lehrstuhl für Klinische Psychologie der Universität zu Köln in einer Online-Selbsthilfestudie wissenschaftlich nachweisen. Unser herzlicher Dank gilt deshalb auch allen Teilnehmenden an dieser Studie. Ohne sie wäre die initiale Entwicklung und spätere Überarbeitung der Inhalte, die hier präsentiert werden, nicht möglich gewesen. Obwohl Betroffene sich für ihr Verhalten und ihre Haut häufig schämen, haben uns viele Menschen, mit einer beeindruckenden Offenheit, von ihren alltäglichen Leiden und Schwierigkeiten, mit Skin Picking umzugehen, erzählt. Auch dank ihrer Geschichten können wir nun dieses Hilfsangebot möglich machen.

Ein besonders herzlicher Dank geht an Ingrid Bäumer, Leiterin der Selbsthilfegruppe Skin Picking Köln! Ingrid setzt sich seit Jahren höchst engagiert für Betroffene ein und hat entscheidend an der Entstehung des Selbsthilfeprogramms mitgewirkt. Wir bedanken uns ebenfalls bei allen Teilnehmenden der Selbsthilfegruppe, die uns mit ihren Rückmeldungen und Anliegen geholfen haben, die Inhalte dieses Ratgebers zu erweitern und verbessern.

Wir bedanken uns außerdem bei Prof. Dr. Antje Hunger für ihre Mitarbeit in der Entstehung des Selbsthilfeprogramms und ihre professionellen Ratschläge, die sie aus ihrer langjährigen Erfahrung in der Arbeit mit Trichotillomanie sowie Skin Picking Betroffenen zieht.

Unser Dank gilt darüber hinaus dem Springer Verlag, darunter besonders Monika Radecki (Programmplanung) und Hiltrud Wilbertz (Projektmanagement). Sie haben uns die Möglichkeit eröffnet, das Selbsthilfeprogramm als Ratgeber zu veröffentlichen und uns im Laufe der Entstehungsarbeit professionell unterstützt und begleitet.

Vielen Dank auch an Sara Rieck, für ihre fachkundige kosmetische Beratung, zur Pflege der Haut. Bei Marius Piel möchten wir uns für die tatkräftige Unterstützung in der Umsetzung dieses Ratgebers bedanken.

Zum Abschluss noch zwei Hinweise: Zur besseren Lesbarkeit, haben wir auf wissenschaftliche Quellenangaben im Text überwiegend verzichtet. Am Ende jedes Kapitels finden Sie die jeweils relevanten Literaturangaben für ein vertiefendes Studium. Bei Benennung von Personen wird – soweit wie möglich – eine geschlechtsneutrale Formulierung verwendet. Ist dies nicht möglich wird aus Gründen der besseren Leserlichkeit im Wechsel die weibliche und männliche Schreibweise verwendet. Wir möchten ausdrücklich darauf hinweisen, dass diese Verwendung als geschlechtsunabhängig zu verstehen ist und stets alle drei Geschlechter (divers/weiblich/männlich) in gleichem Maße angesprochen sind.

Wir wünschen Ihnen ein informatives Lesevergnügen und viel Erfolg bei Ihrem ganz persönlichen „Knibbelstopp"!

Linda M. Mehrmann
Alexander L. Gerlach

Inhaltsverzeichnis

Über die Autoren

Linda M. Mehrmann
Psychologin M. Sc., wissenschaftliche Mitarbeiterin am Lehrstuhl für Klinische Psychologie und Psychotherapie der Universität zu Köln; angehende psychologische Psychotherapeutin (Verhaltenstherapie). Seit 2015 wissenschaftliche Arbeiten zum Thema Skin Picking, Schwerpunkt der Dissertationsarbeit, therapeutische Erfahrung mit Skin Picking-Patienten.

Prof. Dr. rer. nat. Alexander L. Gerlach
am Lehrstuhl für Klinische Psychologie und Psychotherapie der Universität zu Köln; Psychologische Psychotherapeut (Verhaltenstherapie); jahrelange Forschungserfahrung in den Bereichen Angsterkrankungen und körperbezogene Störungen, therapeutische Erfahrung mit Skin Picking-Patienten.
Es besteht eine enge Zusammenarbeit mit der Selbsthilfegruppe für Skin Picking/Trichotillomanie in Köln.

Einführung

© Springer-Verlag GmbH Deutschland, ein Teil von Springer Nature 2020
L. M. Mehrmann und A. L. Gerlach, *Ratgeber Skin Picking*,
https://doi.org/10.1007/978-3-662-60469-4_1

1

Knibbeln; Knibbelepisode

Knibbeln vs.
Selbstverletzung

Anleitung zur Selbsthilfe

Liebe Lesende,
Körperpflege gehört für die meisten zur täglichen Routine. Bestimmte Verhaltensweisen, wenn im Übermaß betrieben, können dabei jedoch schädlich sein und zur Belastung werden. Für das Bearbeiten der Haut gibt es viele Synonyme und jede Person hat unterschiedliche Bezeichnungen dafür: puhlen, piddeln, frickeln, quetschen, zupfen, drücken, knibbeln. Das übermäßige Bearbeiten der Haut wird von Fachleuten als Pathologisches Hautzupfen/-quetschen, Exkoriationsstörung, Dermatillomanie oder, aus dem Englischen übernommen, auch als Skin Picking bezeichnet. Im Verlauf des Ratgebers nennen wir das Bearbeiten der Haut „knibbeln" und sprechen von Skin Picking. Damit ist die Manipulation der Haut in jeglicher Form gemeint, die überwiegend an Hautunreinheiten (Pickeln, Mitessern) oder Hautunebenheiten (Wunden, Krusten) aber auch an gesunder Haut stattfindet. Einen Zeitraum von mehreren Minuten, in denen die Haut bearbeitet wird, nennen wir eine Knibbelepisode.

Auch wenn Skin Picking in gewisser Weise eine Selbstverletzung ist und einen zerstörerischen Charakter einnehmen kann, sodass die Haut sichtbare Schäden davonträgt, unterscheiden wir ganz klar zwischen Skin Picking und einer gezielten Selbstverletzung, wie dem Ritzen der Haut mit einer Rasierklinge. Skin Picking beinhaltet nicht das Bedürfnis, sich aktiv Verletzungen und Schmerzen zuzufügen. Wunden und Narben sind hingegen die unerwünschte Folge des Knibbelverhaltens.

In diesem Ratgeber finden Sie ausführliche Informationen zu Skin Picking, Zusatzinformationen zur Haut und eine Anleitung zur Selbsthilfe für dieses Problem. Die enthaltenen verhaltenstherapeutischen Behandlungsbausteine basieren auf unserer eigenen Behandlungserfahrung, Literatur zu Fallstudien sowie der Sichtung von internationalen Behandlungsmanualen und Selbsthilfebüchern zu Skin Picking und Trichotillomanie. Für dieses Selbsthilfeprogramm konnte die positive Wirksamkeit, im Sinne einer Abnahme von Skin-Picking-Symptomen, wissenschaftlich von uns nachgewiesen werden.

Wenn Sie diesen Ratgeber nutzen wollen, um aktiv an Ihrem Knibbelverhalten zu arbeiten, raten wir Ihnen, die Kapitel in chronologischer Reihenfolge zu lesen. In den Kapiteln sind **22 Übungen** enthalten, mit deren Hilfe Sie angeleitet werden, sich mit Ihrem Skin Picking auseinanderzusetzen und Strategien gegen das Knibbeln schrittweise anzuwenden. Wir empfehlen Ihnen, sich **ein Tagebuch, ein Notizbuch oder etwas Ähnliches** anzulegen, in dem Sie Ihr Knibbelverhalten regelmäßig dokumentieren können (mehr dazu in ► Kap. 4: Mich beobachten – die Detektivarbeit) sowie Übungsaufgaben schriftlich festhalten können. Zu jeder Übung finden Sie ein Beispiel einer betroffenen Person. Obgleich Sophie aus den Beispielen eine fiktive Person ist, besteht das, was sie beschreibt, aus Erfahrungsberichten von Betroffenen, die wir über die Jahre gehört und gesammelt haben. Bisher haben wir überwiegend mit betroffenen Frauen Gespräche geführt. Deshalb haben wir uns für eine weibliche, heterosexuelle Protagonistin entschieden. Wir hoffen, dass sich durch Sophies Beispiele dennoch alle Geschlechter in gleichem Maße angesprochen fühlen können.

Sollten Sie nicht an Skin Picking, sondern an anderen körperbezogenen sich wiederholenden Verhaltensweisen, wie beispielsweise Haareausreißen oder Nägelkauen, leiden, kann Ihnen dieser Ratgeber in gleichem Maße hilfreich sein. Lesen Sie hierzu in ▶ Kap. 12 (Ratgeber für körperbezogene sich wiederholende Verhaltensweisen), wie Sie den Ratgeber auf Ihr Problemverhalten anwenden und übertragen können.

> **Bitte beachten Sie, dass dieser Ratgeber eine Anleitung zur Selbsthilfe ist und in keinem Fall eine psychiatrische oder psychotherapeutische Behandlung ersetzen kann. Wenn Sie in besonderem Maße an Skin Picking oder unter anderen psychischen Problemen leiden, sprechen Sie bitte mit Ihrer Hausärztin darüber oder wenden Sie sich an eine psychiatrische oder psychotherapeutische Einrichtung.**

Mich schlau machen – Wissenswertes über Skin Picking

© Springer-Verlag GmbH Deutschland, ein Teil von Springer Nature 2020
L. M. Mehrmann und A. L. Gerlach, *Ratgeber Skin Picking*,
https://doi.org/10.1007/978-3-662-60469-4_2

2

Nachdem Sie dieses Kapitel gelesen haben, …
- wissen Sie, was Skin Picking ist.
- kennen Sie erste Antworten auf einige typische Fragen rund um Skin Picking.
- verfügen Sie über Informationen rund um das Thema Haut.
- wissen Sie, was bei der Behandlung von unterschiedlichen Hautproblemen zu beachten ist.
- kennen Sie Antworten auf häufige Fragen von Skin Picking Betroffenen zur Pflege der Haut.
- kennen Sie sich besser mit Mythen und Wahrheiten rund ums Knibbeln aus.

2.1 Fragen und Antworten rund ums Knibbeln

Dies sind eine Reihe von Fragen, die Sie sich selbst oder andere Ihnen vielleicht schon mal gestellt haben. Zu jeder Frage finden Sie eine ausführliche Antwort. Hier können Sie wählen, zu welcher der Fragen, Sie sich die Antwort durchlesen möchten.

1. Was ist Skin Picking, Pathologisches Hautzupfen/-quetschen?
2. Wie wird Skin Picking diagnostiziert?
3. Welche Gründe gibt es dafür, dass ich knibble?
4. Gibt es andere Erkrankungen, die häufig mit Skin Picking einhergehen?
5. Wer ist alles betroffen?
6. In welchem Alter beginnt Skin Picking üblicherweise?
7. Wieso habe ich mit dem Knibbeln angefangen?
8. Warum kann ich damit nicht mehr aufhören?
9. Ab wann brauche ich eine professionelle Behandlung?
10. Wer kann mir helfen?
11. Wie kann ich mir aktuell selbst helfen (Erste Hilfe bei Knibbeln)?
12. Wie kann ich anderen Skin Picking erklären?

- **Zu Frage 1: Was ist Skin Picking, Pathologisches Hautzupfen/-quetschen?**

> Skin Picking, auch Dermatillomanie genannt, setzt sich zusammen aus den Begriffen: Derma = Haut, tillein = rupfen, Mania = Begeisterung, Trieb). Das Krankheitsbild ist sehr vielgestaltig.

Unwiderstehlicher Drang die Haut zu bearbeiten

In ihrem alltäglichen Leben haben die meisten Menschen schon einmal ihre Haut bearbeitet. Sei es das Knibbeln an Borken, das Abziehen kleiner Hautreste an Fingernägeln oder das Herausziehen von lästigen Haaren. Dieses Verhalten ist eine natürliche Reaktion und geschieht teils bewusst, teils unbewusst. Von Skin Picking betroffene Personen hingegen verspüren einen sehr starken Drang, ihre Haut zu bearbeiten. Oftmals löst das Wahrnehmen von Hautunreinheiten, wie Pickeln oder Schorf, diesen Drang aus. Anspannung, Stress und Langeweile können ebenso Auslöser für das Knibbeln sein. Manche zupfen auch unbewusst, wie in einem trance-ähnlichen Zustand. Gemeinsam haben alle Betroffenen, dass sie diesem inneren Drang kaum Widerstand entgegensetzen können. Welche Hautstellen betroffen sind (z. B. Gesicht, Dekolleté, Beine, etc.) und wie diese bearbeitet werden, ist unterschiedlich. Das wiederholte und anhaltende Bearbeiten der Haut führt in der Regel zu einer Schädigung des Hautgewebes. Aus diesen, meist offen sichtbaren Schäden entwickeln sich bei Betroffenen oft Scham- und Schuldgefühle sowie Selbstabwertung. Die Betroffenen sind dann häufig in ihrem beruflichen und privaten Leben beeinträchtigt.

- **Zu Frage 2: Wie wird Skin Picking diagnostiziert?**

Seit 2013 wird Skin Picking in den USA als eigenständige Diagnose anerkannt. Im europäischen Raum wird Skin Picking voraussichtlich ab 2022 ebenfalls als Diagnose eingeführt. Hierzu dient die Internationale statistische Klassifikation der Krankheiten und verwandter Gesundheitsprobleme (englisch: International Statistical Classification of Diseases and Related Health Problems), genannt „ICD" (Dilling et al. 2010). Die ICD ist eine Art Lexikon, in dem alle bekannten Krankheiten und Gesundheitsprobleme enthalten sind. Nur wenn eine Krankheit im ICD aufgeführt ist, kann die Behandlung mit der Krankenkasse abgerechnet werden. Ärzte, Psychotherapeuten und Krankenkassen orientieren sich an diesem System, wenn es um die Vergabe von Krankheitsdiagnosen geht. Neben körperlichen Erkrankungen sind darin auch psychische Störungen beschrieben. So wie sich ein grippaler Infekt beispielsweise aus einer Kombination von erhöhter Körpertemperatur, Gliederschmerzen und einem Erkältungsschnupfen zusammensetzt, so gehören zu einer Depression unter anderem eine niedergeschlagene Stimmung, Verlust von Interesse und Freude oder Appetitminderung. Aktuell ist die 10. Version der ICD für das Gesundheitssystem im Gebrauch. Die 11. Version der ICD ist bereits vorbereitet und beinhaltet, im Vergleich zum Vorgänger ICD-10, eine neue Kategorie zu Körperbezogenen repetitiven Verhaltensstörungen (Deutsches Institut für Medizinische Dokumentation und Information 2019). Diese neue Kategorie enthält auch Skin Picking:

Skin Picking als „neue" Diagnose

Körperbezogene repetitive
Verhaltensweisen

Körperbezogene repetitive Verhaltensstörungen sind wiederkehrende und gewohnheitsmäßige Handlungen, die auf den Körper gerichtet sind (z. B. Haareausreißen, Hautzupfen/-quetschen, Lippenbeißen). Diese werden typischerweise von erfolglosen Versuchen begleitet, das betreffende Verhalten zu verringern oder zu stoppen und führen zu ungewollten Folgen, die die Haut betreffen (sogenannte dermatologische Konsequenzen, z. B. Haarausfall, Hautläsionen, Lippen-abschürfungen). Das Verhalten kann entweder in kurzen, über den Tag verteilten Momenten oder seltener, dafür aber über einen längeren Zeitraum auftreten. Der anhaltende Drang zu knibbeln und die sichtbaren Schäden der Haut führen zu einer erheblichen Belastung oder Beeinträchtigung in persönlichen, familiären, sozialen, schulischen, beruflichen oder anderen wichtigen Lebensbereichen.

Die Kategorie der körperbezogenen repetitiven Verhaltens-störungen beinhaltet die Unterkategorien:
- Trichotillomanie (Pathologisches Haareausreißen)
- Dermatillomanie (Pathologisches Hautzupfen/-quetschen oder Skin Picking)
- Andere näher bezeichnete körperbezogene repetitive Ver-haltensstörungen (hierzu zählt beispielsweise Pathologisches Nägelkauen).

Dermatillomanie wird wie folgt beschrieben:
Dermatillomanie bezeichnet das wiederholte Zupfen oder Quetschen der eigenen Haut, das zu vielfältigen Verletzungen (Hautläsionen) führt. Es wird von erfolglosen Versuchen begleitet, das Verhalten zu verringern oder ganz zu stoppen. Die am häufigsten gezupften/gequetschten Stellen sind das Gesicht, Arme und Hände; viele Betroffene zupfen oder quetschen an mehreren Körperstellen.

Die aufgeführte Definition ist an das Diagnostischen und Statistischen Manual psychischer Störungen (DSM-5; englisch: Diagnostic and Statistical Manual of Mental Disorders; American Psychiatric Association 2013) angelehnt, welches in den USA zur Beschreibung und Bestimmung psychischer Störungen genutzt wird. Zusammenfassend folgen Betroffene immer wieder einem starken Drang, ihre Haut zu manipulieren, obwohl dies langfristig negative Folgen für die Person mit sich bringt.

■ **Zu Frage 3: Welche Gründe gibt es dafür, dass ich knibble?**
Es gibt eine Vielzahl von körperlichen und seelischen Erkrankungen, die sich auf die Haut auswirken können. Bevor entschieden werden kann, ob wirklich eine Dermatillomanie vorliegt, ist es daher wichtig abzuklären, ob das Knibbeln

eventuell das Symptom einer anderen Erkrankung sein könnte. Es können auch mehrere Erkrankungen gleichzeitig vorliegen.

Mögliche **körperliche Ursachen** für das Knibbeln:

- Hautinfektionen (Pilze, Viren, Bakterien, Milben)
- Juckreiz auslösende Hautkrankheiten, wie z. B. Neurodermitis
- Autoimmunkrankheiten wie z. B. Psoriasis (Schuppenflechte)

Mögliche **psychische Ursachen** für das Knibbeln:

- Selbstverletzendes Verhalten (absichtliches Zufügen von Wunden oder Verletzungen; Ziel ist die Verletzung selbst, das Gefühl von Schmerzen oder der Anblick des Blutes)
- Zwangserkrankungen (innerer Drang, eine bestimmte Handlung wiederholt und in festgelegter Art und Weise durchzuführen – vorwiegend, um einen unangenehmen Gedanken oder ein unangenehmes Gefühl zu neutralisieren; z. B. exzessives Reinigen aus hygienischen Gründen, aus Angst vor Schmutz und Bakterien)
- Tic-Störungen (unwillkürliche, regelmäßig oder unregelmäßig wiederkehrende motorische Bewegung einzelner Muskeln oder Muskelgruppen, z. B. zwinkern)
- Substanzmissbrauch (Skin Picking wird durch die pharmakologische Wirkung einer Substanz, wie z. B. Kokain, ausgelöst)
- Hautzupfen als autoaggressives Symptom einer tief greifenden Entwicklungsstörung (z. B. Autismus)
- Psychose (z. B. Dermatozoenwahn, also die wahnhafte Vorstellung, dass die Haut von Ungeziefer befallen ist)
- Unzufriedenheit mit dem eigenen Körperbild (= Körperdysmorphe Störung; übermäßige Beschäftigung mit einem vermeintlichen äußeren Makel, welcher für andere gar nicht oder kaum erkennbar ist.)

- **Zu Frage 4: Gibt es andere Erkrankungen, die häufig mit Skin Picking einhergehen?**

> **Komorbidität**
>
> Unter dem Begriff Komorbidität werden eine oder mehrere Begleiterkrankungen zusätzlich zu einer Grunderkrankung bezeichnet. Dies können zum einen eigenständige Symptome einer anderen Erkrankung sein oder die Folge der Grunderkrankung (z. B. anhaltender sozialer Rückzug aufgrund des geschädigten Hautbildes, welcher langfristig zur Entstehung einer Depression beitragen kann).

2

Zu den häufig auftretenden Begleiterkrankungen bei Skin Picking zählen die Folgenden:

- Depression (Hauptsymptom: anhaltende gedrückte Stimmung, Interessenverlust oder Freudlosigkeit und Antriebsmangel oder erhöhte Ermüdbarkeit)
- Angststörungen (übertriebene Angst oder Furcht [Phobie] vor einem Objekt bzw. einer Situation, z. B. Angst vor engen Räumen oder Angst davor, im Mittelpunkt der Aufmerksamkeit zu stehen)
- Zwangsstörung (sich aufdrängende Gedanken und/oder Handlungsimpulse; diese werden als übertrieben und sinnlos erlebt; Betroffene können ihnen willentlich jedoch nur schwer etwas entgegensetzen)
- Körperdysmorphe Störung (übermäßige Beschäftigung mit einem eingebildeten Makel oder einer Entstellung in der äußeren Erscheinung)
- Abhängigkeit (starkes Verlangen nach einer bestimmten Substanz bzw. einem bestimmten Erlebniszustand)
- Trichotillomanie (starker innerer Drang, sich Haare an bestimmten Körperstellen auszureißen, was langfristig zu Haarverlust führt)

- **Zu Frage 5: Gibt es noch andere Betroffene? Wer ist alles betroffen?**

Zwischen 1,4 und 5,4 % der Bevölkerung sind von Skin Picking betroffen

Es gibt bislang nur wenige Studien zu Skin Picking, sodass man noch nicht genau abschätzen kann, wie verbreitet Skin Picking tatsächlich ist. Erste Ergebnisse in den USA, Israel und Deutschland zeigen, dass geschätzt 1,4 bis 5,4 % der Bevölkerung irgendwann einmal in ihrem Leben unter Skin Picking leiden (Keuthen et al. 2000; Bohne et al. 2002; Leibovici et al. 2014). Der Anteil weiblicher Betroffener ist deutlich höher als der Anteil männlicher Personen (Schumer et al. 2016). Betroffene berichten von besseren und schlechteren Zeiten, bezogen auf das Ausmaß des schädlichen Knibbelns. Es ist also nicht ungewöhnlich, dass die Symptomatik über die Jahre mal geringer und mal stärker ausgeprägt ist. Bei den Befragungen gaben nur 20 % der so identifizierten Betroffenen an, medizinische oder psychiatrische Hilfe, wegen Skin Picking, aufzusuchen (Flessner und Woods 2006). Es bleibt also unklar, wie stark die Beeinträchtigung im Einzelfall war. Andererseits kostet es viele Betroffene große Überwindung, zu einem Arzt oder einer Therapeutin zu gehen. Sie schämen sich für ihre Haut und ihre Erkrankung oder haben Angst vor abwertenden Reaktionen. Auch das mag dazu führen, dass professionelle Hilfe häufig nicht aufgesucht wird. Man kann also davon ausgehen, dass es eine hohe Dunkelziffer an Betroffenen gibt. Häufig dauert es viele Jahre, bevor sich jemand professionelle

Hilfe gegen das Knibbeln sucht. Es lohnt sich, besonders frühzeitig fachkundige Hilfe in Anspruch zu nehmen, nicht nur, weil sich die Erkrankung langfristig nicht bessert, sondern weil die Gefahr besteht, dass die Beschwerden chronisch werden.

- **Zu Frage 6: In welchem Alter beginnt Skin Picking üblicherweise?**

Skin Picking kann prinzipiell in jedem Alter beginnen und über Monate und Jahre bestehen bleiben. Es gibt typische Altersbereiche, in denen das intensive Knibbeln gehäuft zum ersten Mal auftritt. Dies ist zum einen die Kindheit, also noch vor dem 10. Lebensjahr. Zum anderen beginnt das Problem häufig mit Beginn der Pubertät, zwischen dem 12. und 21. Lebensjahr (Grant et al. 2012).

- **Zu Frage 7: Wieso habe ich angefangen mit dem Knibbeln? Wie entsteht Skin Picking?**

Eine seelische Erkrankung wie Skin Picking entsteht durch das Zusammenspiel unterschiedlicher Einflüsse und Voraussetzungen. Wie anfällig ein Mensch jeweils für ein bestimmtes Problem ist, hängt von verschiedensten z. B. biologischen, psychologischen und/oder Bedingungen in der Umwelt einer Person ab.

- **Biologische Voraussetzungen:** z. B. genetische Veranlagung, Hautbesonderheiten, Charakteristika individueller Wundheilung, etc.
- **Psychologische Eigenschaften:** Persönlichkeit, Lernerfahrungen (z. B. Beobachtung von den Eltern)
- **Umweltbedingungen:** gesellschaftlicher Hintergrund (z. B. Schönheitsideal: reine Haut), einschneidende Lebensereignisse

Durch die Vielfalt dieser Einflüsse ist es schwierig, einen klaren Auslöser zu benennen. Einzelne Bereiche können bei einer Person eine ganz wichtige Rolle spielen und kaum eine Rolle bei der anderen. Im Laufe dieses Ratgebers werden wir Sie ganz praktisch dabei unterstützen, ein persönliches Verständnis Ihrer eigenen Skin Picking Geschichte zu entwickeln.

- **Zu Frage 8: Warum kann ich damit nicht mehr aufhören? Wieso geht Skin Picking nicht von alleine weg?**

Nach dem Abschluss der Untersuchung von Auslösern, welche am Anfang der Krankheitsgeschichte stehen, folgt die Suche nach aufrechterhaltenden Faktoren. Diese Einflüsse erlangen erst im Verlauf der Erkrankung ihre Wichtigkeit und dürfen auf keinen Fall ignoriert werden. So dient Hautpflege als Teil der Körperpflege eigentlich der Erhaltung und Steigerung des Wohlbefindens. Tiere neigen beispielsweise

Teufelskreislauf beim Knibbeln

in Belastungssituationen dazu, ihr Putzverhalten zu steigern und können so Stress abbauen (Feusner et al. 2009). Auch für Menschen kann in angespannten Lebensphasen das Knibbeln hilfreich sein, um sich besser zu fühlen. Bei Anspannung, Angst oder Traurigkeit kann das Bearbeiten der Haut vor allem kurzfristig helfen, unangenehme Gefühle zu kontrollieren. Bei Langeweile kann Knibbeln als eine angenehme kleine Beschäftigung erlebt werden. Durch die kurzfristigen positiven Konsequenzen wird es wahrscheinlicher, dass jemand auch in Zukunft Knibbeln als emotionales Ausgleichsventil nutzt. Neben diesen kurzfristigen, positiven Folgen hat das Knibbeln negative Auswirkungen. So folgen auf Knibbeln oft negative Gefühle wie Scham oder Schuld, weil man sich über den schlechten Heilungsverlauf ärgert. Oder es kommt erneut zum Knibbeln und zu noch mehr negativen Gefühlen. Diese Gefühle kann man durch das Knibbeln wiederum abschwächen – aber nur kurzzeitig. So entsteht ein Teufelskreislauf aus kurzfristiger Entlastung, negativen Konsequenzen und erneuten Versuchen, diese negativen Gefühle durch das Knibbeln zu verdrängen. In ▶ Kap. 3 (Mich verstehen – was hilft mir wirklich bei Skin Picking?) wird diese Thematik noch einmal vertiefend betrachtet.

■ **Zu Frage 9: Ab wann brauche ich eine Behandlung?**
Skin Picking wird zu einem behandlungsbedürftigen Problem, wenn Betroffene nicht mehr alleine damit zurechtkommen und sie dadurch in ihrem Alltag klar beeinträchtigt sind. Dies zeigt sich besonders im Kontrollverlust über das Knibbeln. Die Haut wird viel häufiger und länger bearbeitet als man möchte. Dies geht so weit, dass man gar nicht mehr aufhören kann, wenn man einmal angefangen hat zu knibbeln. Neben dem Kontrollverlust zeigt auch der Schaden der Haut, dass eine professionelle Behandlung nötig ist. Ausschlaggebend sind vor allem das Ausmaß des Leidens des Betroffenen selbst sowie die durch das Knibbeln entstandenen Beeinträchtigungen und Einschränkungen im sozialen oder beruflichen Alltag.

■ **Zu Frage 10: Wer kann mir helfen?**
— Psychotherapeuten (die Wirksamkeit verhaltenstherapeutischer Methoden ist wissenschaftlich nachgewiesen; Verhaltenstherapie: Klärung von Ursachen und Entstehungsgeschichte des Knibbelns sowie das Erlernen von Methoden, unerwünschtes Verhalten zu verändern)
— Hautärztinnen (Medizinische Versorgung der Wunden, ggf. Behandlung bei Vorliegen einer Akne, medikamentöse Behandlung bei Entzündungen)

- Psychiater (bisher Ansätze der medikamentösen Behandlung mit sog. „SSRIs" = selektive Serotonin-Wiederaufnahmehemmer, zählen zur Gruppe der Antidepressiva)
- Selbsthilferatgeber (wie dieser hier!)

▪ Zu Frage 11: Worauf kann ich jetzt schon beim Knibbeln achten?

Hier ein paar Tipps, um weiteren Schaden an der Haut zu minimieren: Das Bearbeiten der Haut führt in der Regel zu kleineren, aber manchmal auch zu größeren bzw. tieferen Wunden. Erste Schutzmaßnahmen sind, sich vor dem Knibbeln die Hände zu waschen, Hilfsmittel zu desinfizieren und steril zu halten (z. B. mit Desinfektionsmittel aus der Apotheke). Durch Hautwunden kann es zu Infektionen wie Tetanus oder Meningitis kommen. Deshalb unbedingt den Impfschutz kontrollieren und ggf. auffrischen. Bearbeitete Hautstellen sollten gereinigt werden. Man kann Hautstellen auch mit einer Wundcreme versorgen und offene Verletzungen mit milden Desinfektionsmitteln sanft desinfizieren (z. B. alkoholhaltiges Gesichtswasser). Wir empfehlen, eine Hautärztin aufzusuchen, um sich zu möglichen Behandlungsansätzen (bspw. der Wunden sowie bei Akne) beraten zu lassen.

❯ **Vor, während und nach dem Knibbeln möglichst hygienisch vorgehen.**

▪ Zu Frage 12: Wie kann ich anderen Skin Picking erklären?

Von Skin Picking (Dermatillomanie) Betroffene knibbeln, zupfen, kratzen oder quetschen immer wieder an ihrer Haut. Sie folgen hierbei einem starken inneren Drang, dem sie sich nur schwer widersetzen können. Sie können nicht einfach wieder damit aufhören. Das anhaltende Bearbeiten der Haut führt zu einer Schädigung des Hautgewebes, es entstehen Wunden und Narben. Bei Betroffenen entstehen Scham- und Schuldgefühle (Selbstabwertung) und sie leiden unter Beeinträchtigungen im beruflichen und privaten Alltag.

2.2　Wissenswertes über die (eigene) Haut

In diesem Kapitel beschreiben wir in leicht verständlichen Worten Haut und Hautveränderungen. Zum gesunden Umgang mit Haut sind viele Mythen oder falsche Annahmen über Hautveränderungen im Umlauf (z. B. Blasen muss man öffnen, Pickel sollte man ausdrücken). Vor allem im Umgang mit Hautunreinheiten besteht häufig Unsicherheit. Deshalb wollen wir Ihnen an dieser Stelle einige Informationen über die Haut, deren

Funktionsweise, über Hautveränderungen und den richtigen Umgang damit vermitteln.

> Bitte beachten Sie, dass die Informationen dieses Kapitels keine medizinische Untersuchung von einem Hautarzt ersetzen können. Bei Fragen und Unsicherheiten wenden Sie sich bitte immer an eine Fachärztin.

2.2.1 Unser größtes Organ – die Haut

Die Haut ist die Begrenzung unseres Körpers – der Übergang zwischen dem Ich und der Welt. Sie ist keine starre Hülle, sondern elastisch, dehnbar, nimmt Signale auf und schützt unseren Körper vor Eindringlingen. Obgleich nur 1,5 bis 4 mm dick, nimmt sie eine Gesamtfläche von 1,5 bis 2m^2 ein und wiegt 3,5 bis 10 kg (Terhorst-Molawi 2019).

Unsere Haut kann man sich wie eine Tiefgarage vorstellen, die mehrere Stockwerke unter die Erde ragt (Adler 2016):
- An der Oberfläche ist das Dach der Tiefgarage, die Hornschicht.
- Das erste Untergeschoss ist die Oberhaut (Epidermis), die Hautschicht, die wir sehen und fühlen können.
- Zwischen dem ersten und zweiten Untergeschoss liegt eine Verbindungsschicht, die Oberhaut und Lederhaut elastisch miteinander verzahnt (Basalmembran).
- Das zweite Untergeschoss ist die sogenannte Lederhaut (Dermis).
- Das dritte Untergeschoss ist die Unterhaut (Subcutis).

▪ Oberhaut

Hautschutzbarriere

Die Oberhaut ist die oberste Schicht unserer Haut. Wir können sie sehen und fühlen. Je nach Körperregion ist sie zwischen 0,05 und 0,1 mm dick. Ihre wichtigste Funktion ist, uns zu beschützen. Man kann sie mit einer Antikratzbeschichtung für unser Smartphone vergleichen. Die Oberhaut besteht aus vier verschiedenen Zellschichten. In der untersten dieser Schichten bilden sich neue Zellen. Sie reifen über einen Zeitraum von durchschnittlich vier Wochen heran und wandern von innen nach außen, in die oberen Schichten. Im Laufe dieser vier Wochen produzieren die Zellen Fett, Keratin und Eiweiße. Wenn die Zellen schließlich absterben, werden sie zu Hornschichtzellen. Man kann sich die oberste Hautschicht wie eine Ziegelsteinmauer aus abgestorbenen Hornzellen, die mit einer mörtelartigen Substanz (intrazellular Substanz) verbunden sind, vorstellen. Sie bilden die **Schutzbarriere** unserer Haut. Sie wehrt Chemikalien, Gifte, Allergene und Erreger ab, damit diese nicht in unseren Körper gelangen können. Kratzt man seine Haut, bilden sich helle Schüppchen, die als feiner Staub auf der Haut zu erkennen sind. Das sind abgestorbene Hornzellen, also die oberste Schicht unserer Haut. Die Haut erneuert sich täglich. Immer wenn neue Zellen von unten in die oberste Schicht (Ziegelsteinmauer) gelangen, fallen, von uns unbemerkt, die obersten Hornschichtzellen ab, um Platz für die neuen zu machen.

Auf unserer Haut leben Millionen von Mikroorganismen, die unserer Haut dabei helfen, sich vor schädlichen Bakterien und Erregern zu schützen. Diese schützenden Mikroorganismen werden **Mikrobiom** genannt. Damit das Mikrobiom ordnungsgemäß arbeiten kann, ist der Säuregehalt (pH-Wert) unserer Haut wichtig. Dieser liegt auf der Hautoberfläche bei leicht sauren 4,7 bis 5,5. Zum Vergleich: Zitronensaft hat einen pH-Wert von 2,4 und Wasser ist neutral mit 7,0.

Säureschutzmantel

Die Oberhaut und die Lederhaut sind über die **Basalmembran** miteinander verbunden. Mit ihrer wellenartigen Struktur (wie ein Eier-Pappkarton) verzahnt sie die Ober- und die Lederhaut miteinander. Dadurch gewinnt unsere Haut an Stabilität. Bei Belastung der Haut, durch Druck oder Reibung, lösen sich die Ober- und Lederhaut voneinander. Eine Blase entsteht zwischen den beiden Hautschichten und wird mit Lymphe (Gewebeflüssigkeit/Serum aus den Blutgefäßen) gefüllt. Blasen sollte man nicht versuchen zu öffnen, da der Blasendeckel die darunterliegende Hautschicht schützt. Falls eine Blase sich bereits geöffnet hat, ist es ratsam, den Blasendeckel wieder auf die Blase zu legen, da so die Wunde besser heilen kann.

■ Lederhaut

Die Lederhaut ist das zweite Untergeschoss unserer Haut. Sie ist ca. 2 mm dick und enthält Kollagen, ein faserartiges Strukturprotein (umgangssprachlich: Eiweiß). Diese dehnbaren Fasern verleihen unserer Haut ihre Reißfestigkeit und Elastizität. Ein weit verzweigtes Netzwerk an feinen Blutgefäßen in der Lederhaut ermöglicht zudem, zusammen mit den Schweißdrüsen, die Wärmeregulation unseres Körpers. In dieser Hautschicht befinden sich viele Nervenenden, die auf Berührungs-, Druck-, Vibrations-, Temperatur- oder Schmerzreize reagieren und entsprechende Signale an unser Gehirn weiterleiten. Ein großes Netz aus Lymphspalten und feinen Gefäßen schützt uns, als Teil der Immunabwehrreaktion, vor Eindringlingen, beispielsweise in einer Wunde. Die Lymphe ist eine gelblich trübe Flüssigkeit, die aus den Blutgefäßen und weißen Blutkörperchen gespeist wird.

Verzweigtes Netzwerk für Wärmehaushalt und Signalaufnahme

Hautfettlieferant

▪ Talgdrüsen

Ein weiterer Bestandteil der Lederhaut sind die Talgdrüsen, die immer an Haarfollikel in dieser Hautschicht gebunden sind. Talg ist Fett, das in diesen Drüsen gebildet wird und, nach Fertigstellung der Produktion, an die Haarwurzel abgesondert wird. Es dauert ca. sechs Tage, bis der Talg entlang des Haarschafts an die Hautoberfläche gelangt. Dieses natürliche Fett hält unsere Haut geschmeidig, macht die Haare glänzend und schützt vor Erregern. Kopfhaar ist dick und besitzt große Talgdrüsen. Gesichtshaar hingegen ist zart, hat aber ebenfalls große Talgdrüsen. Die zarten Körperhaare besitzen hingegen kleine Talgdrüsen. Die großen Talgdrüsen am zarten Gesichtshaar sind wesentlich an der Entstehung von Mittessern und Pickeln beteiligt.

▪ Unterhaut

In der Unterhaut befindet sich das sogenannte Unterhautfettgewebe, welches den größten Gewichtsanteil der Haut ausmacht. Es sorgt dafür, dass unsere Knochen und Gelenke gut gepolstert sind und unser Körper gegen Temperaturunterschiede von außen gut isoliert ist.

▪ Männerhaut und Frauenhaut

Cellulite betrifft Frauenhaut stärker

Haut von Männern ist in der Regel dicker als die von Frauen. Sie unterscheiden sich vor allem in der Bindegewebsstruktur in der Unterhaut. Frauenhaut ist so angelegt, dass sie sich bei einer möglichen Schwangerschaft gut ausdehnen kann. Die Bindegewebsfasern in der Unterhaut verlaufen in einer parallelen Ausrichtung, wodurch sie besonders gut dehnbar sind. Bei Männern verlaufen diese Fasern überkreuzt und vernetzt in der Haut. Deshalb zeichnen sich Fettpolster, die in der Haut gelagert sind, bei Frauen stärker ab (Cellulite) als bei Männern. Frauenhaut ist aufgrund ihrer Beschaffenheit dafür zarter als die von Männern.

▪ Hautanhangsgebilde

Neben Haarwurzeln, Talg- und Schweißdrüsen zählen Finger- und Fußnägel zu den sogenannten Hautanhangsgebilden. Nägel wachsen in mehreren Keratinschichten und haften mit der Unterseite an der Haut. Die Nagelplatte schiebt sich mit einer Geschwindigkeit von ca. 3 mm pro Monat vor. Der Übergang zwischen dem Nagel und dem Nagelbett wird durch das Nagelhäutchen abgedichtet. An der Fingerspitze ist der Nagel mit einem feinen Häutchen mit der Haut verbunden. Durch Knibbeln mit den Fingern oder Kauen an den Nägeln kann dieses Häutchen verletzt werden und die Fingerspitzen sind vorübergehend überempfindlich und Schmutz kann sich schneller unter dem Nagel ansammeln (Terhorst-Molawi 2019; Klietz und Aitzetmüller 2018).

2.2.2 Hautveränderung über die Lebensspanne

Im Laufe unseres Lebens verändert sich die Haut und erfüllt verschiedene Aufgaben. Bereits im Mutterleib schützt uns die Haut mit der Bildung sogenannter Käseschmiere vor einer Auslaugung im Fruchtwasser. Neugeborene besitzen nur wenig Unterhautfettgewebe und sind deshalb besonders vor Auskühlung zu schützen. Babyhaut ist besonders zart, glatt und weich und lädt zum Liebkosen und Kuscheln ein. Ein enger Körperkontakt ist für die Entwicklung des Babys überlebenswichtig.

Babyhaut

In der Pubertät verändert sich der Hormonhaushalt durch die Aktivität der Geschlechtsdrüsen. Das männliche Hormon Testosteron, welches auch Mädchen und Frauen im Körper haben, bindet an die Talgdrüsen in der Lederhaut. Das führt zu einer **gesteigerten Talgproduktion** mit stärker glänzendem (fettigem) Haar und einem Überangebot an Talg auf der Haut. Erreger, die auf die höhere Verfügbarkeit von Talg (Fett) reagieren, regen die vermehrte Produktion von Porenwandzellen an, um das überschüssige Fett loszuwerden (sichtbar größere Poren). Auf der Kopfhaut sind dicke Kopfhaare ein guter Abfluss für den übermäßigen Talg. Die feinen Gesichtshaare können den Überschuss an Talg jedoch nicht so gut an die Hautoberfläche ableiten wie die Kopfhaare. Es kommt schnell zu einer Verstopfung der Pore, wodurch Mitesser und Pickel entstehen.

Hautveränderungen in der Pubertät

- **Mitesser und Pickel**

Wenn ein Hornpropfen die mit Talg gefüllte Pore verstopft, spricht man von sogenannten Mitessern. Je nachdem, ob der Mitesser (auch Komedo genannt) offen oder geschlossen ist, erkennt man an einem schwarzen Punkt an der Hautoberfläche (Melanin = dunkler Hautfarbstoff, kein Dreck!) oder der Talg schimmert weiß-gelblich hindurch. Wenn sich durch die verstopfte Pore die Talgmassen nicht entleeren können, dehnt sich die Pore immer weiter aus und es kann zur Entzündung kommen. Der Mitesser wird zu einem erhabenen, roten **Pickel.** Aufgrund des steigenden Drucks entleert sich der Pickel dann irgendwann entweder nach außen oder nach innen. Wie bei einem Vulkan, der entweder ausbricht und aus dem Krater heraus Lava spuckt (Talg, Eiter, Bakterien etc.) oder, wenn der Krater verstopft ist, irgendwann implodiert und in sich zusammenfällt, ohne dass Lava an die Oberfläche gelangen konnte. Passiert diese **Implosion** nach innen, gelangt der Inhalt aus Talg, Eiter und Aknebakterien in die Lederhautschicht und muss dort von Immunzellen abgebaut werden. Eine solche Implosion des Pickels in die untere Hautschicht hinterlässt

Pickel-Implosionen nach innen besonders schädlich für die Haut meist eine flache, muldenförmige Narbe. Akne kann aufgrund in der Haut liegender Mikroentzündungen, die den Porenkanal starr werden lassen, auch zu dauerhaft großen Poren führen. Da Männer über mehr Testosteron im Körper verfügen als Frauen, sind sie besonders häufig von Akne und großen Poren betroffen.

■ Erwachsenenhaut

Im Erwachsenenalter können verschiedene Faktoren die Menge unseres Hautfetts beeinflussen und somit Pickel verursachen:

- Stresshormone erhöhen die Fettproduktion der Talgdrüsen sowie die Entzündungsaktivität
- Verhütungsmittel (Antibabypille, Hormonspirale) können durch die enthaltenen Hormone Akne verursachen
- Fettige Pflegeprodukte, auf Basis von Mineralölfetten (Paraffine oder Silikonöle), können Poren verschließen und den Fettabfluss negativ beeinträchtigen
- Veränderungen im Laufe des weiblichen Zyklus führen zu mehr Hautunreinheiten, aufgrund der hormonellen Veränderungen kurz vor dem Eisprung und vor der Periode

Eine nachlassende Produktion der Sexualhormone, verringerte Ausschüttung von Wachstumshormonen und schädliche Umwelteinflüsse (Rauchen, Alkohol, Stress, Solarium, UV-Strahlung) wirken sich im Laufe unseres Lebens auf die Bindegewebsfasern in der Lederhaut aus. Die Zahl der Kollagenfasern sowie der elastischen Fasern und Blutgefäße nehmen ab. Darum lässt die Elastizität der Haut mit zunehmendem Alter nach. Im höheren Alter kommen dann noch rote Äderchen und Pigmentflecken hinzu. Unsere Haut zeigt die Spuren des Lebens. 1987 veröffentlichte ein Forscherteam (Zajonc et al. 1987) eine Studie, in der die Gesichter von Ehepaaren an ihrer Hochzeit und 25 Jahre später miteinander verglichen wurde. Die über die Jahre miteinander erlebten und geteilten Emotionen wirken sich auf die Gesichtsmuskulatur aus, sodass Paare nach langer Partnerschaft ähnliche Gesichtszüge bekommen.

2.2.3 Häufige Probleme mit der Haut

In diesem Abschnitt haben wir für Sie Informationen zu häufigen Hauterkrankungen zusammengestellt, was bei diesen Erkrankungen in der Haut geschieht und wie Sie durch eine angemessene Pflege der Haut gegensteuern können.

- **Ekzeme (Neurodermitis) und Schuppenflechte**

Da sich unsere Haut regelmäßig erneuert, werden an der Oberfläche Hornzellen abgestoßen und durch vier Wochen lang herangereifte neue Zellen ersetzt. **Entzündungen der Haut (Ekzem, z. B. bei Neurodermitis)** bedeuten ein größeres Risiko durch Allergene oder Keime für die Haut. Diese reagiert deshalb mit einer erhöhten Zellproduktion, um Schädlinge schneller abstoßen zu können. Durch den höheren Umsatz kommen Zellen verfrüht an die Hautoberfläche und sind nicht richtig herangereift. Bei Ekzemen und Schuppenflechte gelangen die Zellen bereits nach fünf Tagen statt nach vier Wochen an die Oberfläche. Sie konnten deshalb noch nicht die schützende Interzellularsubstanz („Mörtel") bilden, sondern kleben an ihren benachbarten Zellen. So lösen sich ganze Zellklumpen von der Haut ab, die wir dann als störende Schuppen wahrnehmen.

Bei Neurodermitis ist regelmäßige Hautpflege unabdingbar. Hilfreich sind rückfettende Cremes und Lotionen, die die Hornschicht unterstützten (z. B. Glyzerin und Urea). In ausgeprägten Fällen sind kortisonhaltige Präparate angebracht. Wenn man auf langes, heißes Duschen, die Verwendung von Duschgelen und anderen Mitteln mit Zusatzstoffen wie Parfüm, Farb- und Konservierungsstoffen verzichtet, schützt man die Haut vor zusätzlicher Austrocknung und Reizung. Zigarettenrauch sowie trockene Raumluft sind ebenfalls schädlich für die Haut.

Regelmäßige und richtige Pflege wichtig

- **Fettige Ekzeme**

Im Gegensatz zu trockener Haut, die sich aufgrund von Entzündungen schuppt (weiß und rieselig), kann die Haut sich auch aufgrund von zu viel Talg schuppen. Das passiert vor allem an Stellen, an denen die Talgproduktion besonders hoch ist (Kopf, Ohren, Stirn, Augenbrauen und Nasenregion). Wenn die Hautzellen zu viel Talg produzieren, bietet dies einen guten Nährboden für Hefepilze, die sich in den Poren vermehren. Dadurch wird die Haut gereizt, die als Abwehrreaktion mit Abschuppen der Haut reagiert. Diese Schuppen sehen gelblich aus, sind eher klebrig und hinterlassen beim Zerreiben zwischen den Fingern einen öligen Film. Bei fettigen Ekzemen sollten Sie fetthaltige Präparate weglassen und mit fettfreien oder fettarmen Gelen arbeiten. Hautärztinnen können eine Antihefepilztherapie sowie Medikamente gegen die Entzündung verschreiben.

> **Für jegliche Formen von Ekzemen gilt: Das Abknibbeln von Schuppen bringt eine bakterielle Belastung und mögliche kleine Verletzungen mit sich. Dadurch wird die Haut zusätzlich gereizt und kann schlechter heilen.**

- **Akne – richtig pflegen**

Pflege der Haut bei Akne (Adler 2016; Klietz und Aitzetmüller 2018):

1. Die Haut sollte möglichst sauber und gesund gehalten werden. **Regelmäßige Hautpflege** mit Fett aufsaugenden Mitteln sowie speziellen Reinigungslotionen entfernt Talg und hält die Poren frei. Vor allen am Abend sollte die Haut gut gereinigt werden, um Schmutz und Make-up-Reste zu entfernen.

2. Die Verwendung **fettarmer Feuchtigkeitsprodukte** und sog. non-komedogenes Make-up (wirken der Bildung von Mitessern entgegen). Exfoliative (abschuppende)Produkte regen die Abtragung der Hornschicht an.

3. **Ernährung:** Die Forschung vermutet einen Zusammenhang zwischen Akne und Nahrungsmitteln, die reich an schnell verwertbarem Zucker sind. Dieser wird besonders durch den Konsum von Weizenmehl, Zucker, großen Milchmengen und Transfetten aufgenommen. Solche Nahrungsmittel erhöhen den Insulinspiegel, was zu hormonellen Veränderungen im Körper führt, die mit Akne in Verbindung gebracht werden

4. Das Ausdrücken von Pickeln schädigt die Haut, da das Gemisch aus Talg, Eiter und Bakterien aus den Pickeln weiter in die Hautschichten geschoben und im Gewebe verteilt wird. Dies bringt neue Entzündungsquellen mit sich. **Schutzmaßnahmen** sind: Hände und Finger gründlich zu reinigen und betroffene Hautstelle zu desinfizieren. Pickel sollten nicht weiter ausgedrückt werden, wenn auf sanften Druck nichts herausplatzt. Wenn auf geschlossenen Pickeln stark herumgedrückt wird, führt das zur Steigerung des Drucks im Inneren (des Vulkans) und es erhöht die Gefahr einer Implosion in der Lederhautschicht (erhöhtes Risiko der Narbenbildung!).

5. **Peelings bei Akne:** Peelings können die oberflächliche Verhornungsstörung bei Akne bekämpfen. Herkömmliche „Rubbelpeelings" bewirken allerding eher eine Verteilung der Bakterien im Gesicht. Chemische Peelings (Glykolsäure, Alpha-Hydroxy-Säure [AHA]) haben einen schälenden Einfluss und entfernen die obere Schicht abgestorbener Hautzellen effektiv.

- **Professionelle Behandlungsmöglichkeiten bei Akne**

Kosmetische Behandlungen: Die Haut wird gründlich gereinigt, was der Bildung neuer Mitesser und Entzündungsquellen vorbeugt. Pickel werden mit einer feinen Nadel angestochen, gespreizt und durch einen Wechsel aus Spreizung und sanftem Druck entleert (Diese Behandlung sollte nur von professionell ausgebildeten Personen durchgeführt werden!).

Medizinische Behandlung
- **Äußerlich:** Behandlung mit unterschiedlichen Cremes, Gelen oder Lösungen, die der Arzt verschreibt. Inhaltstoffe können sein: Bezylperoxid (wirkt antibakteriell), Antibiotika (Eindämmung von Bakterien), Retinoide/Vitamin-A-Säure-Präparate (Reduzieren die Bildung von Mitessern, hemmen die Entzündung, bewirken Ausdünnung der Hornschicht), Azelainsäure (reduziert Vorhornung der Talgdrüsen, ist entzündungshemmend und antibakteriell)
- **Innerlich:** Der Überschuss an Talg kann von außen nicht beeinflusst werden. Bei schwerer Akne kann eine Behandlung über die Einnahme unterschiedlicher Medikamente erfolgen (z. B. Isotretinoin, Antibiotika, Antibabypille).

> **Isotretinoin (auch bekannt unter dem Namen Accutane) sollte nur nach gründlicher Absprache mit einem Arzt eingenommen werden. Frauen müssen während der Einnahme von Isotretinoin sicher verhüten, da das Medikament im Falle einer Schwangerschaft zu schweren Schäden am Embryo führen kann.**

- **Periorale Dermatitis, die sog. Stewardessen Akne**

Bei perioraler Dermatitis finden sich (eher) kleine Pickel, meist um den Mund herum verteilt. Diese jucken und sind mit Wasser (statt mit Talg) gefüllt. Dies ist eine Reaktion der Haut auf eine **Überfeuchtung.** Die aufgequollenen Poren deuten auf eine übermäßige Anwendung von fetthaltigen und porenverstopfenden Hautpflegeprodukten hin. Den Namen erhält diese Erkrankung, da vor allem Stewardessen betroffen sind, die aufgrund der trockenen Kabinenluft besonders viele Pflegeprodukte verwenden. Bei perioraler Dermatitis hilft ein vorübergehender, konsequenter Verzicht jeglicher Hautpflegeprodukte.

- **Eingewachsene Haare**

Haare, die nach der Rasur nicht wie gewohnt wieder durch die Hautoberfläche wachsen, sondern sich unter der Haut zurückziehen, sich einrollen und unter der Hautoberfläche weiterwachsen, können jucken und schmerzhaft sein. Manchmal verursachen sie Rötungen und Schwellungen (kleine, hautfarbene oder rote, pickelartige Unebenheiten auf der Haut mit oder ohne Eiter). Eingewachsene Haare können bei jeder Haarentfernung auftreten. Allerdings neigt **dickeres und gelocktes Haar** eher dazu einzuwachsen, wie beispielsweise in den Achseln und im Intimbereich. In den meisten Fällen heilen betroffene Hautstellen von alleine ab und die Haare

Eingewachsene Haare wachsen von alleine wieder an die Oberfläche

wachsen wieder an die Oberfläche. Um den Heilungsprozess zu beschleunigen, sollte man den betroffenen Bereich nicht berühren und mit der nächsten Rasur abwarten, bis er wieder abgeheilt ist (Gillette Venus 2020).

▪ Rasierpickelchen

Beim Rasieren entstehen Mikroverletzungen in der Oberhaut. Dadurch können Hauterreger eindringen und zu Mini-Entzündungen führen, die sog. Rasierpickelchen. Bei der Rasur können Nassrasierer die Haut stärker reizen als eine Trockenrasur. Alte Klingen reizen die Haut besonders. Hinzu können Inhaltsstoffe aus der Klinge (Nickel), Rasierschaum, Rasierwasser oder Pflegestreifen an Rasierklingen zu Reizungen und Kontaktallergien führen. Dem kann man mit einer Trockenrasur, Desinfektion und scharfen Klingen vorbeugen. Alkoholische Lösungen können jedoch die Haut ebenfalls stark reizen. Hier sollte man sich vom Hautarzt oder einer Apothekerin zu passenden Produkten beraten lassen (z. B. leicht antibakterielle Schaumgleitcreme; Adler 2016).

▪ Pflege bei rasierter Haut (Gillette Venus 2020)

1. Regelmäßiger Wechsel der Rasierklinge (stumpfe Rasierklingen verursachen Hautreizungen und eingewachsene Haare)
2. Die Haut mit Feuchtigkeit versorgen. Vor dem Rasieren mit warmem Wasser, ggf. mit einem Rasiergel und nach dem Rasieren mit einer nicht fettenden Feuchtigkeitscreme.
3. Eingewachsene Haare werden häufig durch abgestorbene Hornschichtzellen daran gehindert, an die Hautoberfläche zu kommen. Ein regelmäßiges Peeling hilft, abgestorbene Hautschuppen zu entfernen.

▪ Nagelhautentzündungen

Tipps, um Nagelhautentzündungen vorzubeugen (Apotheken Umschau 2018):

- Finger- und Fußnägel regelmäßig schneiden
- Fingernägel rund feilen, jedoch nicht zu tief an den seitlichen Rändern
- Das Nagelhäutchen **nicht** mit der Schere **schneiden,** sondern mit einem abgerundeten Schieber sanft zurückschieben. Am besten die Haut hierfür vorher mit einem Fuß- oder Handbad oder pflegenden Cremes und Ölen geschmeidig machen
- Handschuhe bei Haus- oder Gartenarbeit schützen die Haut vor Reizungen durch Chemikalien
- Verwenden Sie nach dem Händewaschen eine rückfettende Creme oder Salbe
- Bei akuter Entzündung um den Nagel herum sollten die Nagelhaut nicht zurückgeschoben und kein Nagellack aufgetragen werden.

2.2.4 Häufige Fragen zur Hautpflege von Skin Picking Betroffenen

- **Wie sollte die tägliche Pflege-Routine aussehen?**

Eine regelmäßige, tägliche Pflege-Routine ist eine wichtige Voraussetzung für einen guten Hautzustand. Die Wahl der jeweiligen Pflegeprodukte sollte jeweils auf den Hauttyp abgestimmt sein. Hierzu kann man sich beim Kosmetiker oder in Drogeriemärkten beraten lassen.

1. Gründliche und porentiefe Reinigung (Waschgel oder Reinigungsmilch je nach Hauttyp)
2. Tagespflege, die die Haut mit ausreichend Feuchtigkeit versorgt
3. Nachtpflege, die die Regeneration der Haut in der Nacht fördert und unterstützt
4. Zur Vorbeugung von Pigmentflecken (vor allem, wenn die Haut bearbeitet wurde und Wunden hat) ist es wichtig, die Haut mit einem Lichtschutzfaktor (in der Tagespflege oder im Make-up enthalten) zu schützen (auch im Winter).

Wenn die Haut bearbeitet wurde, danach unbedingt mit einem Gesichtswasser sanft desinfizieren. Dabei darf es leicht brennen; alkoholhaltige Produkte sollten jedoch nur sparsam aufgetragen werden, da diese die Haut reizen und austrocknen.

- **Wie sieht eine zum Hauttyp passende Pflege aus, die verhindert, dass noch mehr Pickel sprießen?**

(siehe oben, Pflege der Haut bei Akne)

- **Gehen Narben wieder weg? Wie beschleunige ich, dass die Narben verschwinden?**

Wenn Narben erst mal entstanden sind, ist es eher schwierig, diese wieder wegzubekommen. Es gibt bestimmte Behandlungsmöglichkeiten, bei denen durch eine Verfeinerung des Hautbildes Narben weniger sichtbar gemacht werden können.

- Fruchtsäurebehandlung in ca. 3–6 Behandlung beim Kosmetiker. Durch die Behandlung wird die oberste Hautschicht abgetragen und die Hautoberfläche erneuert sich.
- Fraxel-Laser (fraktionierte CO_2-Laserbehandlung) in mehreren Sitzungen bei einer Hautärztin. Mit der Behandlung wird die erste Hautschicht komplett abgetragen. Nach der Behandlung darf man eine Woche lang nicht ins Sonnenlicht. In dieser Zeit bildet sich eine Kruste, unter der sich die Haut erneuert.

■ **Welche kostengünstigen Hausmittel gibt es?**

Zur Pflege der Haut: Joghurt mit Honig vermischen, wie eine Maske für ca. 20 min auftragen. Das hat eine beruhigende, entzündungshemmende Wirkung und versorgt die Haut mit Feuchtigkeit.

Bei Hautunreinheiten: Mit einem Wattepad gezielt auf einzelne Stellen Zitronensaft auftragen (enthält ätzende Zitronensäure), nach 5–10 min wieder abwaschen, um die Haut nicht zu sehr zu reizen. Die Fruchtsäure fördert die Erneuerung der Hautoberfläche.

■ **Wenn man geknibbelt hat und die Wunde noch nässt: Wie bekommt man das möglichst schnell trocken (z. B. zum Überschminken)? Wie überschminke ich Stellen, die noch nicht richtig trocken sind?**

Wenn Wunden nach dem Knibbeln noch nässen bzw. eitern, sollte man die Stellen mit einem sauberen Kosmetiktuch sanft abtupfen. Anschließend kann man ein Make-up oder Puder verwenden, das unbedingt Talkum-frei sein sollte, da Talkum die Poren verstopft. Ein kosmetischer Mineralpuder ist für die Haut gut verträglich, wirkt antibakteriell und enthält zudem meistens einen Lichtschutzfaktor, was die Bildung von Pigmentflecken vorbeugt.

■ **Wie verhindere ich die Bildung dicker Krusten?**

Die Bildung von Krusten lässt sich nur schwer vermeiden. Die Kruste ist für die Wundheilung wichtig! Unter der Kruste ist die verletzte Haut geschützt und kann sich in Ruhe erneuern. Nachdem die Heilung abgeschlossen ist, löst sich die Kruste von alleine ab.

Wird die Kruste vorzeitig abgeknibbelt, ist diese noch mit dem neuen Hautgebilde verbunden und die Hautzellen werden mit abgerissen. Dadurch entsteht ein größerer und tieferer Schaden als zuvor, was die Narbenbildung fördert. Wenn es unter einer Kruste zu jucken beginnt, ist das ein positives Zeichen der Wundheilung. Gleichzeitig erschwert das Jucken es natürlich umso mehr, die Kruste unberührt zu lassen.

2.2.5 Mythen rund ums Knibbeln

Unter Personen mit Skin Picking sind zahlreiche Mythen über das Knibbeln im Umlauf. Hier wollen wir Klarheit verschaffen:

„**Ich knibble, um meine Haut besser zu machen."/„Ich tue mir Gutes mit dem Knibbeln."/„Beim Knibbeln erreiche ich etwas. Ich kann sichtbare Fortschritte und Ergebnisse meines Handelns sehen, wenn ich einen Mitesser oder Pickel ausdrücke."**

Die Ursprungsidee des Knibbelverhaltens ist oft die Reinigung und Körperpflege. Sich um sich selbst und den eigenen Körper zu kümmern, hat etwas Beruhigendes und steigert das Wohlbefinden. Hautunreinheiten sollten von einer professionell ausgebildeten Person in einem Kosmetikinstitut behandelt werden. Durch eine solche Behandlung wird die Haut gründlich gereinigt, was der Bildung neuer Hautunreinheiten vorbeugt. Durch das eigene Knibbeln zu Hause kann die Haut zunehmend geschädigt werden, da das Pickelinnere in tiefere Hautschichten gedrückt wird oder Hautunreinheiten zu radikal behandelt werden, was weitere Hautschäden zur Folge hat. Wenn das Knibbeln der Entspannung dient, ist das ein wichtiger Auslöser, für den alternative Verhaltensweisen gefunden werden sollten (siehe ▶ Kap. 7: Mir [Knibbel-]Freiräume schaffen).

„Es gilt, das Böse (die Unreinheiten) mit Stumpf und Stiel auszurotten."/„Es ist am besten, wenn ich mit eiserner Faust vorgehen - radikal."/„Damit eine Hautunreinheit wirksam bearbeitet wurde, muss Blut fließen."/„Schmerz ist der Weg zur Heilung."

Bei einem entzündeten dicken Pickel ist das Bedürfnis, diesen restlos auszudrücken und zu entfernen, nachvollziehbar. Anstatt durch ein möglichst radikales Vorgehen neuen Hautunreinheiten vorzubeugen, erleiden die Hautschichten durch diese Behandlung jedoch leider zusätzlichen Schaden, was Wunden und erneute Entzündungen begünstigt. Hautunreinheiten kann man durch regelmäßige Reinigung und Pflege am besten vorbeugen (siehe auch ▶ Abschn. 2.2.3.: Häufige Probleme mit der Haut – Akne richtig pflegen; Professionelle Behandlungsmöglichkeiten bei Akne).

„Wenn ich nach dem Knibbeln die Haut mit Alkohol desinfiziere: Je mehr es wehtut, desto besser heilt es."

Hier gilt ganz klar: Die Dosis macht das Gift. Nach einer Knibbelepisode ist es ratsam, die Haut zu desinfizieren. Brennen bei der Desinfektion von Wunden ist normal. Bei einer übermäßigen Anwendung von alkoholhaltigen Desinfektionsmitteln wird die Haut jedoch verstärkt gereizt und vom Alkohol ausgetrocknet. Dies erschwert den Heilungsprozess.

2.3 Zusammenfassung: Mich schlau machen

In diesem Kapitel haben Sie nun sehr viele Informationen rund um Skin Picking, die Haut und die Behandlung der Haut bekommen. Das brauchen Sie sich nicht alles zu merken. Sie können einfach bei aufkommenden Fragen oder Problemen in diesem Kapitel alles noch einmal nachlesen.

Im nächsten Teil lernen Sie den Ablauf einer Knibbelepisode kennen. Der Begriff Knibbelepisode wird von uns als Bezeichnung für eine Phase intensiven Knibbelns, von z. B. mehreren Minuten vorm Spiegel, verwendet.

Literatur

Adler Y (2016) Haut nah: Alles über unser größtes Organ, 9. Aufl. Droemer, München

American Psychiatric Association (2013) Diagnostische Kriterien DSM-5®: Deutsche Ausgabe herausgegeben von Peter Falkai und Hans-Ulrich Wittchen, mitherausgegeben von Manfred Döpfner, … Winfried Rief, Henning Saß und Michael Zaudig, 1. Aufl. Hogrefe, Bern

Apotheken Umschau (2018) Nagelbettentzündung: Symptome und Behandlung. ► https://www.apotheken-umschau.de/nagelbettentzuendung Zugegriffen: 25. Nov. 2019

Bohne A, Wilhelm S, Keuthen NJ, Baer L, Jenike MA (2002) Skin picking in German students: prevalence, phenomenology, and associated characteristics. Behav Modif 26:320–339. ► https://doi.org/10.1177/01445502026003002

Deutsches Institut für Medizinische Dokumentation und Information (2019) ICD-11 for mortality and morbidity statistics (version: 04/2019). ► https://icd.who.int/browse11/l-m/en. Zugegriffen: 11. Dez. 2019

Dilling H, Mombour W, Schmidt MH (2010) Internationale Klassifikation psychischer Störungen ICD-10 Kapitel V (F), 7. Aufl. Hogrefe, Bern

Feusner JD, Hembacher E, Phillips KA (2009) The mouse who couldn't stop washing: pathologic grooming in animals and humans. CNS Spectr 14:503–513. ► https://doi.org/10.1017/s1092852900023567

Flessner CA, Woods DW (2006) Phenomenological characteristics, social problems, and the economic impact associated with chronic skin picking. Behav Modif 30:944–963. ► https://doi.org/10.1177/0145445506294083

Gillette Venus (2020) Was sind eingewachsene Haare und wie kann man sie verhindern. ► https://www.gillettevenus.de/de-de/damenrasieranleitung/empfindliche-haut/so-bist-du-gegen-eingewachsene-haare-gewappnet/?gclid=EAIaIQobChMIqcSb1-Xn5gIVQuR3Ch2PZw0yEAAYASAAEgKtq_D_BwE. Zugegriffen: 25. Nov. 2019

Grant JE, Odlaug BL, Chamberlain SR, Keuthen NJ, Lochner C, Stein DJ (2012) Skin picking disorder. Am J Psychiatry 169:1143–1149. ► https://doi.org/10.1176/appi.ajp.2012.12040508

Keuthen NJ, Deckersbach T, Wilhelm S, Hale E, Fraim C, Baer L, Jenike MA (2000) Repetitive skin-picking in a student population and comparison with a sample of self-injurious skin-pickers. Psychosomatics 41:210–215. ► https://doi.org/10.1176/appi.psy.41.3.210

Klietz ML, Aitzetmüller MM (2018) Hautsache schön, Hautsache gesund: Wissenswertes über unser größtes Organ. Komplett-Media GmbH, München/Grünwald

Leibovici V, Murad S, Cooper-Kazaz R, Tetro T, Keuthen NJ, Hadayer N, Odlaug BL (2014) Excoriation (skin picking) disorder in Israeli University students: prevalence and associated mental health correlates. Gen Hosp Psychiatry 36:686–689. ► https://doi.org/10.1016/j.genhosppsych.2014.07.008

Schumer MC, Bartley CA, Bloch MH (2016) Systematic review of pharmacological and behavioral treatments for skin picking disorder. J Clin Psychopharmacol 36:147–152. ► https://doi.org/10.1097/Jcp.0000000000000462

Literatur

Terhorst-Molawi D (2019) BASICS Dermatologie, 5. Aufl. Urban & Fischer & Elsevier, München

Zajonc RB, Adelmann PK, Murphy ST, Niedenthal PM (1987) Convergence in the physical appearance of spouses. Motivation and emotion 11:335–346. ► https://doi.org/10.1007/BF00992848

Mich verstehen – was hilft mir wirklich bei Skin Picking?

© Springer-Verlag GmbH Deutschland, ein Teil von Springer Nature 2020
L. M. Mehrmann und A. L. Gerlach, *Ratgeber Skin Picking*,
https://doi.org/10.1007/978-3-662-60469-4_3

3

Wenn Sie dieses Kapitel gelesen haben, …
- wissen Sie, wie eine Knibbelepisode (Zeitraum intensiven Knibbelns) zustande kommt.
- wissen Sie, wie der Knibbelkreislauf abläuft.
- kennen Sie die unterschiedlichen Ansatzpunkte zum Durchbrechen dieses Kreislaufs.

3.1 Von der Lust auf Schokolade und dem Drang zu knibbeln

Beispiel Schokoriegel

Kennen Sie das? Wenn Sie gestresst sind greifen Sie gerne, schnell und oft zu Süßigkeiten und lenken sich mit leckerem Essen ab? Das kann zum einen vom Stress kommen, aber auch von einem leeren Magen. Allein beim Anblick von gutem Essen kann einem schon mal das Wasser im Munde zusammenlaufen. Es ist wie mit Süßigkeiten, die vor einem auf dem Tisch liegen. Warum auch nicht die Gummibärchen oder den Schokoriegel essen? Dann ist dieses unangenehme Verlangen danach weg und man schmeckt die süße Schokolade im Mund.

Doch was passiert fünf Minuten später? Beim Schokoriegel haben Sie vielleicht Hunger auf mehr bekommen und essen noch einen, weil er so lecker schmeckt. Einen oder mehrere Schokoriegel später fragen Sie sich jedoch vielleicht, wie viele Kalorien so ein Riegel eigentlich hat. Sie erinnern sich an Ihre Vorsätze, Ihr Gewicht zu halten oder sich gesünder zu ernähren. Die Freude über den guten Geschmack lässt nach. Sie fühlen Ihren vollen Bauch und ärgern sich darüber, schwach geworden zu sein.

Auslöser für Knibbeln

Bei Skin Picking ist es ähnlich: In manchen Situationen ist es wahrscheinlicher, dass Sie anfangen zu knibbeln. Diese Situationen können von Person zu Person unterschiedlich sein. Bei manchen können viele verschiedene Situationen, bei anderen nur eine bestimmte Situation als **Auslöser** wirken. Fangen Sie zum Beispiel eher mit dem Knibbeln an, wenn Sie sich schlecht, müde oder gelangweilt fühlen? Unangenehme Gefühle, wie Ärger nach einem Streit oder Stress, auf der Arbeit, können Knibbeln auslösen. Genauso sehr kann auch der Anblick der eigenen Haut in einem hell erleuchteten Spiegel das Bedürfnis, im Gesicht herumzudrücken, auslösen. Wurde ein Pickel entdeckt oder eine unebene Hautstelle erspürt, ist es häufig viel schwerer, dies zu ignorieren. Also bearbeiten Sie diese eine Hautstelle und bei der Gelegenheit vielleicht auch noch mehrere darum herum. Die Haut fühlt sich danach reiner und glatter an. Auch das unangenehme Gefühl, etwas nicht zu Ende gebracht zu haben, ist in jenem Moment weniger stark oder sogar verflogen.

Doch was passiert fünf Minuten später? Wahrscheinlich sehen oder spüren Sie die vom Knibbeln gereizte und gerötete Haut. Das erlösende Gefühl, nicht mehr diesen Drang zu verspüren, wird weniger oder verschwindet ganz. Übrig bleibt oft Ärger über die eigene Schwäche, die Haut nicht einfach in Ruhe gelassen zu haben. Wegen der neuen Wunden schämen Sie sich vielleicht oder Sie fühlen sich mit den geröteten Stellen unansehnlich und möchten am liebsten nicht mehr rausgehen. Vielleicht sagen Sie sogar Ihre Verabredung ab und beginnen, den Kontakt mit anderen zu vermeiden.

Und was passiert, wenn Sie alleine zu Hause mit schlechtem Gefühl auf dem Sofa sitzen und das Kinn auf Ihrer Hand aufstützen? Haben Sie da nicht gerade eine neue Unebenheit auf Ihrer Haut gespürt…?

Vielleicht hat Sie diese Geschichte traurig gestimmt, weil Sie sich darin wiedergefunden haben. Der beschriebene Ablauf verdeutlicht den Kreislauf, bei dem eine bestimmte Stimmung **(Gefühl)** in einer bestimmten **Situation**, das Bedürfnis zu Knibbeln **(Drang)** auslöst. Durch das Bearbeiten der Haut **(Knibbeln)** setzt eine kurzfristige Erleichterung ein, die unangenehmen Gefühle sind vorerst weg **(Konsequenzen)**. Langfristige negative Folgen erhöhen jedoch die Wahrscheinlichkeit für erneutes Knibbeln.

Läuft der Kreislauf bei Ihnen so wie in ◘ Abb. 3.1 (Knibbelkreislauf) ab?

Die Folgen des Knibbelns

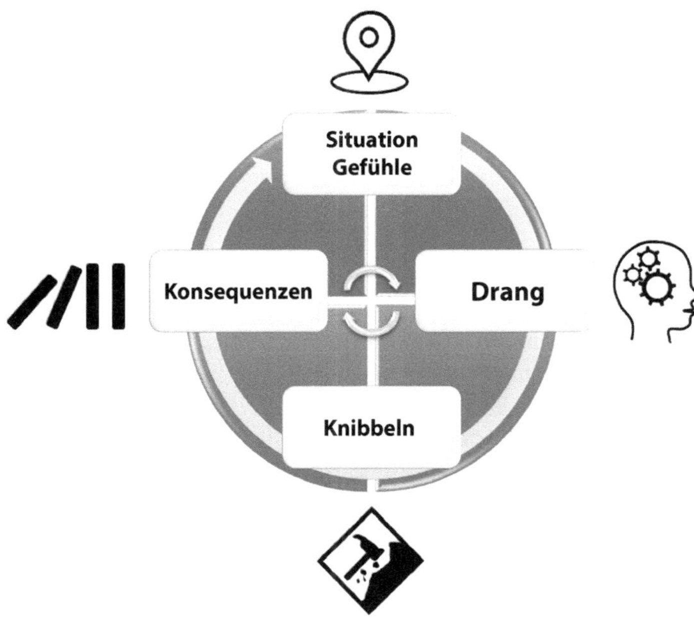

◘ **Abb. 3.1** Knibbelkreislauf

3.2 Der unauffällige Drang zu Knibbeln

Unbewusstes Knibbeln

Vielleicht passt die zuvor beschriebene Situation nicht so recht zu Ihrer eigenen. Dann knibbeln Sie wohl eher nebenbei, **ohne** sich dessen so richtig bewusst zu sein. Manchmal tritt das Bearbeiten der Haut wie automatisch auf, ohne dass man es selbst sofort bemerkt. Beispielsweise sitzen Sie auf dem Sofa und schauen fern. Wenn Sie am Ende des Films dann auf Ihre Arme oder später in den Spiegel blicken, sehen Sie, dass Sie an Ihrer Haut geknibbelt haben. Bei manchen Knibbelepisoden ist auch nur das erste Anfangs-Knibbeln unbewusst. Nachdem Sie an Ihrer Haut herumgedrückt oder gequetscht haben, bemerken Sie Ihre Handlung. Erst dann wird das Knibbeln bewusst weitergeführt, da der Anfang bereits gemacht ist.

Auch diese Formen des unbewussten Knibbelns lassen sich leicht auf den Knibbelkreislauf übertragen. In dem Fall gibt es kein bewusstes und gut zu spürendes Drangempfinden, sondern bestimmte Situationen (hier zum Beispiel der Fernsehabend), die als Auslöser von unbewusstem Knibbelverhalten wirken. Der Knibbelkreislauf sieht aus wie in ◘ Abb. 3.1 (Knibbelkreislauf), nur ohne das Drangempfinden mit einer direkten Verbindung von „Situation, Gefühle" zu „Knibbeln".

Für die Veränderung des Knibbelverhaltens spielt das unbewusste Knibbeln eine besondere Rolle. Wie sollen Sie an Ihrer Gewohnheit etwas aktiv verändern, wenn Sie gar nicht bemerken, dass diese auftritt? Für unbewusstes Knibbeln ist folglich zunächst einmal wichtig, das Knibbeln bewusst und somit beobachtbar zu machen.

Erster Schritt: Mein Knibbeln beobachten

Wenn Sie häufig unbewusst knibbeln, lautet Ihr erstes Ziel, Ihr Knibbeln aufmerksam zu beobachten. In welchen **typischen Situationen** beginnen Sie, unbemerkt an Ihrer Haut zu arbeiten? Welche Eigenschaften haben diese Situationen gemeinsam? In den folgenden Kapiteln werden Sie sich mit Ihren typischen Knibbelsituationen ausführlicher befassen und Knibbelstopp-Strategien erlernen. Hierbei werden Sie Techniken kennenlernen, die Ihnen helfen, den Beginn des Knibbelns besser wahrzunehmen und anders damit umzugehen.

Ziel ist, schon vorher zu wissen, in welchen Situationen unbewusstes Knibbeln häufig auftritt, um die Situationen so zu gestalten, dass Sie es entweder rechtzeitig merken, dass Sie gleich knibbeln werden, oder unbewusstes Knibbeln gar nicht stattfinden kann. Vermutlich haben Sie bereits eigene Ideen, wie Ihr ganz persönlicher Knibbelkreislauf aussieht.

> **Übung 1: Mein Knibbelkreislauf**
> Zeichnen Sie sich Ihren eigenen Knibbelkreislauf auf. Notieren
> Sie jeweils die verschiedenen Schritte des Kreislaufs mit einer
> kurzen Beschreibung des für Sie typischen Verhaltens.

Übung 1: Mein
Knibbelkreislauf

Beispiel Sophie

Hallo, ich bin Sophie und seit vielen Jahren Skin Pickerin. Im Verlauf des Buches werde ich immer mal wieder von mir berichten. Vielleicht hilft Dir das beim Bearbeiten der Übungen, auch wenn das bei jedem sicherlich unterschiedlich ist. Ich wünsche Dir viel Erfolg bei der Veränderung Deines Knibbelverhaltens!

Mein Knibbelkreislauf: Abends im Badezimmer fange ich häufig an zu knibbeln. Das geht fast ganz automatisch. Wenn mein Mann im Bad ist, knibbele ich nicht, spüre dann aber ganz stark den Drang zu knibbeln, sobald ich alleine bin. Beim Knibbeln fange ich an einem Eiterpickel an und von dort wandere ich von einer unreinen Hautstelle zur nächsten. Auch kleinere Unreinheiten bearbeite ich, die eigentlich besser nicht gedrückt werden sollten. Danach schäme ich mich dann immer für mein rotes, zerquetschtes Gesicht. Gleichzeitig bin ich wütend auf mich, weil ich diese selbstzerstörerische Seite von mir scheinbar nicht kontrollieren kann.

3.3 Den Kreis durchbrechen

Schön und gut, mögen Sie jetzt sagen, doch was bringt mir das jetzt? Es ist ja nicht so, als hätten Sie nicht schon tausendmal versucht, Ihre Haut einfach in Ruhe zu lassen. Aufforderungen, wie „nicht knibbeln" oder „hör' doch einfach damit auf", kennen Sie vermutlich zu Genüge. Alles leichter gesagt, als getan.

So einfach ist das aber leider nicht, aber warum eigentlich? Die Antwort liegt in unserem Körper, genauer gesagt im Gehirn: Weil Sie in Ihrem Leben schon viele tausend Male geknibbelt haben, hat Ihr Organismus dabei die kurzfristige Entlastung und schnelle Stimmungsverbesserung zu schätzen gelernt. Entscheidend ist, dass Ihnen das Verstehen des Kreislaufs hilft, diesen zu durchbrechen. Wenn Sie die verschiedenen Ansatzpunkte kennen, an denen Sie etwas verändern können, ist es einfacher, gezielt einzugreifen. Eine Strategie allein mag vielleicht noch nicht ausreichen. Wenn es Ihnen aber an mehreren Stellen gelingt, das gewohnte Verhalten zu durchbrechen, kann der ganze Kreislauf gestoppt werden. Das neue und gesündere Verhalten wird mit jedem weiteren Versuch und jeder Anstrengung besser verinnerlicht.

Den Kreislauf an mehreren
Stellen durchbrechen

Zu jeder Verbindungsstelle im Knibbelkreislauf kann man Techniken und Strategien zur Unterbrechung dieses typischen Ablaufs anwenden, wie Sie in ◘ Abb. 3.2 (Der Knibbelkreislauf mit Knibbelstopp-Strategien) sehen können.

Für die unterschiedlichen Stationen des Knibbelkreislaufs gibt es die in ◘ Tab. 3.1 (Überblick Knibbelstopp-Strategien) aufgeführten Veränderungsstrategien.

Um eine erste Idee von den Möglichkeiten zu erhalten, einen solchen Kreislauf zu durchbrechen, schauen wir uns noch einmal das Beispiel mit dem Schokoriegel an. Ein erster Schritt, um dafür zu sorgen, dass gar nicht erst Heißhunger entsteht (der dann mit Schokolade bekämpft wird), ist eine ausgewogene Ernährung. Der nächste Schritt ist, die Schokoladenvorräte zu entsorgen oder zu sichern, also schwerer zugänglich zu machen (z. B. ganz oben auf den Schrank, sodass ein Stuhl geholt werden muss; **Stimuluskontrolle**).

Das hilft, um vielen Situationen erfolgreich aus dem Weg zu gehen. Doch was, wenn plötzlich doch noch Schokolade in einer Schublade auftaucht? Dann braucht es Ideen für neue und bessere Verhaltensweisen, um die Schokolade nicht aufzuessen. Zum Beispiel kann man statt der Schokolade immer ein Stück Obst essen **(Habit Reversal Training)**. Dieses sollte idealerweise griffbereit auf dem Tisch liegen. Auch diese neue Verhaltensweise muss also vorbereitet werden, damit sie einfach und schnell durchführbar ist. Falls der Riegel doch gegessen wurde, muss man nicht gleich die Flinte ins Korn werfen. Ein Riegel ist besser als fünf Riegel!

Fortsetzung: Beispiel
Schokoriegel

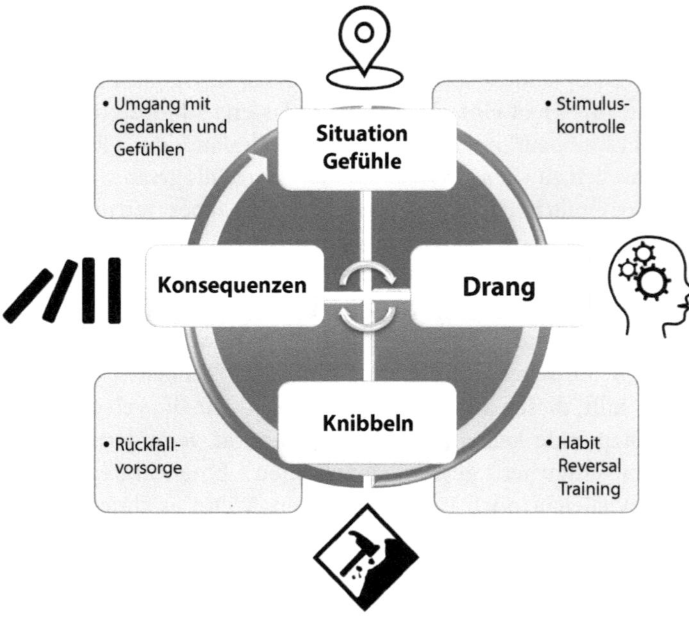

◘ **Abb. 3.2** Knibbelkreislauf mit Knibbelstopp-Strategien

◼ **Tab. 3.1**	Überblick Knibbelstopp-Strategien	
Mir (Knibbel-)Freiräume schaffen	Stimuluskontrolle, um Knibbeln zu erschweren bzw. nicht möglich zu machen	Stimuluskontrolle: Durch die gezielte Beeinflussung, Veränderung oder auch Vermeidung von typischen Knibbel-Situationen wird das Erleben des Knibbeldrangs verringert
Mich stoppen	Habit Reversal Training (HRT; Deutsch: Training zur Gewohnheitsumkehr) gegen Knibbeln bei Knibbeldrang	HRT: Durch die Anwendung einer mit dem Knibbeln unvereinbaren Bewegung (Knibbel-Gegenbewegung) bei Knibbeldrang wird dieses verhindert
Mir hilfreiche Gedanken machen	Veränderung von Denkmustern, um sich von blockierenden Gedanken frei zumachen	Umgang mit Gedanken & Gefühlen: Automatische Gedanken erkennen und alternative, hilfreiche Gedanken erarbeiten, beeinflusst die erlebten Gefühle. Durch förderliche Aktivitäten Ziele erreichen und Gefühle positiv beeinflussen
Mir etwas Gutes tun	Aktivitäten aufbauen, um persönliche Ziele zu erreichen	
Mich für die Zukunft wappnen	Umgang mit schwierigen Situationen, Beibehalten der erreichten Veränderungen	Rückfallvorsorge: Durch Vorbereitung auf Risikosituationen wissen, wie man in dieser Situation handeln kann. Aus jedem Knibbeln für das nächste Mal lernen

Vielleicht hilft die Planung einer Rohkostmahlzeit als nächste Mahlzeit oder ein Spaziergang mit viel Bewegung, um sich wieder besser zu fühlen (**Umgang mit Gedanken und Gefühlen**).

Auf gute Ideen und eine sorgfältige Planung kommt es also an. Zumindest so lange wie neues, gesünderes Verhalten noch nicht erlernt und gefestigt ist (**Rückfallvorsorge**).

3.4 Zusammenfassung: Mich verstehen

In den folgenden Kapiteln werden Sie sich nun schrittweise mit den **einzelnen Schnittstellen** des Knibbelkreislaufs befassen und **alternative Verhaltensweisen** erlernen. Gleichzeitig mit Knibbeln aufhören und Diät? Keine Sorge! Ob und wie viel Schokolade Sie essen, bleibt Ihre Entscheidung!

- Ich habe den Kreislauf einer Knibbelepisode kennen gelernt.
- Ich habe meinen eigenen Knibbelkreislauf aufgezeichnet.
- Ich habe von unterschiedlichen Strategien zum Durchbrechen des Kreislaufs erfahren und kann diese in den folgenden Kapiteln im Detail kennen lernen.

Weiterführende Literatur

Bohne A (2009) Trichotillomanie. Hogrefe, Göttingen

Claiborn J, Pedrick C (2001) The habit change workbook: how to break bad habits and form good ones. New Harbinger Publications Incorporated, Oakland

Franklin ME, Tolin DF (2007) Treating trichotillomania: cognitive-behavioral therapy for hairpulling and related problems. Springer, New York

Vollmeyer K, Fricke S (2012) Die eigene Haut retten. Hilfe bei Skin-Picking. Balance-Ratgeber, Köln

Mich beobachten – die Detektivarbeit

© Springer-Verlag GmbH Deutschland, ein Teil von Springer Nature 2020
L. M. Mehrmann und A. L. Gerlach, *Ratgeber Skin Picking*,
https://doi.org/10.1007/978-3-662-60469-4_4

4

Wenn Sie dieses Kapitel gelesen und bearbeitet haben, …
- haben Sie eine einfache Methode kennengelernt, um Ihr Knibbelverhalten zu beobachten.
- wissen Sie, wie Ihnen das Führen eines Knibbel-Beobachtungsprotokolls helfen kann.
- wissen Sie, wie typische Knibbelsituationen bei Ihnen im Detail ablaufen.
- sind Sie zur Fachperson Ihres eigenen Knibbelverhaltens geworden.

4.1 Sherlock ermittelt

„Du musst Deinen Feind kennen, um ihn besiegen zu können" (Suzi, chinesicher Philosoph und Stratege, ca. 500 v. Chr).

Bevor wir zur ausführlichen Dokumentation Ihres aktuellen Knibbelverhaltens kommen, hier ein paar hilfreiche **Einstiegsfragen,** um Ihrem Knibbeln auf die Spur zu kommen. Es gibt keine richtigen oder falschen Antworten. Wenn eine Frage auf Sie nicht zutrifft oder es Ihnen schwerfällt, eine Antwort zu formulieren, können Sie diese einfach überspringen. Vielleicht fällt Ihnen später noch etwas dazu ein. Das können Sie jederzeit ergänzen.

Übung 2: Dem Knibbeln auf der Spur

Übung 2: Dem Knibbeln auf der Spur
- Beschreiben Sie Ihr Knibbelverhalten. Wo und wann tritt es üblicherweise auf? Gibt es vielleicht einen typischen Ort oder eine typische Tageszeit?
- Wann in Ihrem Leben hat das Knibbeln angefangen? Was ist Ihre erste Erinnerung an das Knibbeln?
- Hat sich Ihr Knibbeln über die Zeit hinweg verändert? Falls ja, inwiefern hat es sich verändert?
- Was passiert in Ihrem Leben üblicherweise, wenn das Knibbeln aufkommt?
- Gibt es bestimmte Lebensumstände oder Situationen, die damit einhergehen?
- Beschreiben Sie ihre erste Erinnerung daran, wie andere Leute auf Ihr Knibbeln reagiert haben. Wie reagieren andere typischerweise auf Ihr Knibbeln?
- Welchen Einfluss hat es auf Sie, wenn andere Leute auf Ihr Knibbeln reagieren?

Beispiel Sophie: Dem Knibbeln auf der Spur
Ich habe früh angefangen, Mitesser auszudrücken und Unreinheiten möglichst zu entfernen. Als sich aber durch die Einnahme der Pille meine Haut verbessert hat, musste ich feststellen, dass das abendliche Herumdrücken zu einer Art Ritual geworden ist.

Ich konnte damit einfach nicht mehr aufhören. Auch tagsüber habe ich mich immer wieder vorm Spiegel erwischt, nachdem ich eine kleinere Unebenheit in meinem Gesicht zufällig ertastet hatte. Da wurde mir klar, dass das Herumdrücken meiner Haut leider mehr als nur die Befreiung von Pickeln und Unreinheiten geworden war.

4.2 Sherlock auf Spurensuche

Bevor Sie beginnen, etwas an Ihrem bisherigen Verhalten zu verändern, ist es zunächst einmal wichtig, sich bewusst zu machen, um welches unerwünschte Verhalten es **ganz genau** gehen soll. Sie alleine kennen Ihrer eigenen Angewohnheiten und wissen am besten, wann diese auftreten.

Auch wenn es verlockend ist zu sagen: „Ich weiß ja schon, um was es gehen soll" und Sie am liebsten Ihre Angewohnheit nur noch loswerden wollen, ist es wichtig, vorher noch mal genauer hinzuschauen. Dieses Hinschauen, wo es am meisten wehtut, hat mehrere Vorteile:

- Nur wenn ich genau weiß, um was es gehen soll, kann ich wissen, was ich **konkret ändern** möchte. Angenommen Sie haben eine Hose gekauft, die Ihnen zu groß ist, und möchten diese umtauschen. Hierbei müssen Sie auf das Etikett schauen, um zu entscheiden, welche Größe Sie stattdessen benötigen.
- Wenn Sie sich genau beobachten, können Sie **Zusammenhänge** feststellen, die Ihnen vorher nicht aufgefallen sind. Wenn Sie eine Freundin treffen und Ihnen an ihr etwas anders vorkommt als sonst, liegt das vielleicht an der neuen Brille Ihrer Freundin, die Ihnen auf den ersten Blick gar nicht aufgefallen ist.

Vorteile der Selbstbeobachtung

4.3 Die Befragung der Zeugen

Aus der Knibbelanalyse können Sie Ansatzpunkte für eine Verhaltensänderung und Ihre eigenen Veränderungsziele ableiten. Sie wird bei der Anwendung Ihrer persönlichen Knibbel-stopp-Strategien eine große Rolle spielen. Deshalb ist es wichtig, dass Sie die Knibbelanalyse **zum jetzigen Zeitpunkt** sorgfältig durchführen. Bitte beantworten Sie die folgenden Fragen bezogen auf eine Knibbelepisode, an die Sie sich noch gut erinnern können. Vermutlich kennen Sie mehrere typische Situationen, in denen bei Ihnen die Wahrscheinlichkeit für Knibbeln erhöht ist. Es hat sich bewährt, eine Knibbelanalyse **für jede** dieser verschiedenen Situationen auszufüllen. Das kann beispielsweise eine Analyse für das morgendliche Knibbeln vor dem Badezimmer-Spiegel und eine für abends, beim Fernsehen, sein.

Gründliche Beobachtung

4

Im Folgenden geht es darum, möglichst gut zu verstehen, welche Einflüsse sich auf Ihr Knibbeln auswirken und wodurch das Knibbeln aufrechterhalten wird. Wie beim Knibbelkreislauf möchten wir Ihnen helfen, Ihr ganz persönliches Knibbelverhalten zu verstehen. Dazu wählen Sie eine Situation aus, in der Sie typischerweise knibbeln. Die Fragen sollen Ihnen helfen zu prüfen, was vorher war **(Auslöser)**, was sich beim Knibbeln verändert hat **(kurzfristige Konsequenzen)** und wie es Ihnen nach dem Knibbeln ging **(mittel-/langfristige Konsequenzen)**.

Übung 3: Knibbelanalyse(n)

Übung 3: Knibbelanalyse(n)
Bitte beantworten Sie die Fragen möglichst vollständig. Nehmen Sie eine Knibbelepisode aus den letzten zwei Wochen. Wählen Sie eine Situation aus, in der Sie typischerweise knibbeln.

Vor dem Knibbeln:
- **Situation:** Welcher Tätigkeit sind Sie unmittelbar vor dem Knibbeln nachgegangen? Waren Sie alleine? Wer war anwesend? Wo haben Sie sich kurz vor dem Knibbeln aufgehalten?
- Mögliche **Auslösereize:** Wo waren Ihre Hände? Wie war Ihre Körperstellung? Gab es Besonderheiten vor Ort? (Beleuchtung, etc.)
- Wie stark war der **Drang** zu knibbeln? (1 = kaum Drang, 10 = sehr starker Drang)
- Welche **Gedanken** gingen Ihnen vor dem Knibbeln durch den Kopf?
- Wie haben Sie sich vor dem Knibbeln gefühlt?
- Wie war Ihre körperliche Verfassung vorher? (müde, hungrig, satt, erschöpft, ausgeschlafen, etc.)

Beispiel Sophie: Knibbelanalyse *vor* dem Knibbeln
Bei Sophie kommt es immer wieder abends vor dem Zubettgehen zu Knibbelepisoden.
- **Situation:** Kurz vor dem Bettfertigmachen noch entspannt auf dem Sofa gesessen. Dann ins Badezimmer ans Waschbecken gegangen, um mich abzuschminken und anschließend ins Bett zu gehen. Beim Abschminken Ertasten von Unebenheiten im Gesicht, vor allem am Kinn.
- **Auslöser:** Anstrengender Tag, Anblick der ungeschminkten Haut im Vergrößerungsspiegel mit Pickelchen und Wundschorf am Kinn. Drang zu Knibbeln Stärke 8.
- **Gedanken:** „Ob ich morgen alles rechtzeitig schaffe.", „Es ist schon so spät geworden.", „Mensch, sieht meine Haut schlecht aus."
- **Gefühle:** Müdigkeit, Anspannung, Sorgen.

Während des Knibbelns:

- **Handlung:** An welcher Körperstelle haben Sie angefangen zu knibbeln? Was wurde zuerst bearbeitet (z. B. Pickel, Wundschorf)? Haben Sie Hilfsmittel benutzt (Pinzette o. Ä.)? Wie sind Sie dabei genau vorgegangen? Wie haben Sie andere Stellen ausfindig gemacht? Wann haben Sie gemerkt, dass Sie langsam zum Ende mit dem Knibbeln kommen? Womit oder wodurch endete diese Knibbelepisode?
- Welche **Gedanken** gingen Ihnen währenddessen durch den Kopf?
- Welche **Gefühle** empfanden Sie während des Knibbelns? Trat ein Gefühl des Kontrollverlusts ein? Wenn ja, nach welcher Zeit begann dieses Gefühl ungefähr?

Beispiel Sophie: Knibbelanalyse *während* des Knibbelns

- **Handlung:** Alle Stellen am Kinn der Reihe nach bearbeitet, Pickelchen ausgedrückt. Bereich immer weiter ausgeweitet, schließlich im gesamten Gesicht an kleineren Unebenheiten herumgedrückt. Zum Ende kam ich erst, nachdem ich alle wichtigen Bereiche (Gesicht, Hals, Dekolleté und Nacken) abgetastet hatte und alles, was möglich war, weggemacht hatte.
- **Gedanken:** „Es ist schon so spät, ich hätte eher ins Bett gehen sollen.", „Jetzt wird es immer später, wenn ich nicht gleich aufhöre.", „Ich sollte jetzt wirklich aufhören."
- **Gefühle:** Während des Knibbelns rücken die Gefühle eher in den Hintergrund. Wenn ich merke, dass ich nicht aufhören kann, kommt Ärger über die eigene Schwäche auf. Das kam ungefähr, nachdem ich am Kinn fertig war und es ein guter Zeitpunkt zum Aufhören gewesen wäre.

Nach dem Knibbeln:

- Wie stark haben Sie geknibbelt? (1 = kaum bis 10 = besonders stark)
- Wie lange dauerte die Knibbelepisode ungefähr (in Minuten)?
- **Handlung:** Wie haben Sie sich unmittelbar nach dieser Knibbelepisode verhalten? Wie haben Sie anschließend Ihre Haut behandelt? Welche Gegenmaßnahmen haben Sie getroffen? Was haben Sie mit benutzten Gegenständen oder Hautfetzen gemacht? Welcher Tätigkeit sind Sie unmittelbar nach dieser Knibbelepisode nachgegangen?
- Welche **Gedanken** gingen Ihnen nach dem Knibbeln durch den Kopf?
- Welche **Gefühle** empfanden Sie nach dem Knibbeln?
- Welche **Folgen** hatte diese Knibbelepisode für Sie? Was waren kurzfristige Konsequenzen, was waren langfristige Konsequenzen?

Beispiel Sophie: Knibbelanalyse *nach* dem Knibbeln
Dauer der Knibbelepisode ca. 18–22 min, Stärke des Knibbelns lag
bei 7.

- **Handlung:** Offene Hautstellen mit Gesichtswasser gereinigt,
  Gesicht eingecremt, Badezimmer verlassen, zum Mann ins
  Bett gelegt, der schon eingeschlafen war.
- **Gedanken:** „Es ist viel zu spät.", „Jetzt ist mein Schatz schon
  ohne mich eingeschlafen und wir konnten uns nicht mehr
  unterhalten oder kuscheln, weil ich so lange gebraucht habe."
- **Gefühle:** verärgert, weil es durch das Knibbeln so spät
  geworden ist. Enttäuscht, weil ich zwischendurch noch
  gedacht habe, ich sollte aufhören und dann doch
  weitergemacht habe. Einsam, weil mein Mann schon
  eingeschlafen ist.
- **Folgen:** Zunächst gutes Gefühl, glatte Haut ohne
  Unebenheiten zu haben. Kurz darauf lange im Bett gelegen
  und nachgedacht (**kurzfristig**). Müdigkeit am nächsten
  Morgen, schlechter Start in den nächsten Tab beim Anblick
  der verletzten Haut im Spiegel. Geringeres Selbstwertgefühl
  (**langfristig**).

4.4 Fortlaufende Beobachtung – mein Ermittlertagebuch

Knibbeltagebuch

Neben der ausführlichen Analyse typischer Knibbelsituationen
spielt die **regelmäßige Erfassung** des Knibbelverhaltens eine
wichtige Rolle. Eine regelmäßige Protokollierung hilft dabei,
das Verhalten detailliert erfassen und beobachten zu können.
Wer mit seinem Körpergewicht unzufrieden ist und abnehmen
möchte, sollte zunächst wissen, was das aktuelle Gewicht ist
und wie viel Gewicht man verlieren möchte. Deshalb führt
der erste Schritt auf die Waage. Wenn die Person sich dann
regelmäßig wiegt, weiß sie, ob sie sich ihrem Ziel annähert
und wann es erreicht ist. Die bewusste Beobachtung eines
bestimmten Verhaltens allein führt bei vielen bereits zu einer
Abnahme des jeweiligen Verhaltens.

Anhand Ihrer Protokolle können Sie selbst sehen, wie viel
Sie tatsächlich knibbeln und ob das Knibbelverhalten zunimmt
oder nachlässt. Ihnen werden Zusammenhänge deutlich, die
Sie vorher vielleicht nicht vermutet haben (z. B. gegen Ende
der Woche nimmt das Knibbeln zu). Bei genauer Beobachtung
finden Sie heraus, ob das Knibbeln stärker wird, wenn Sie vorher eine belastende Auseinandersetzung mit jemandem hatten.
Oder immer dann, wenn Sie sich einsam fühlen. Vielleicht wird
auch deutlich, dass an anstrengenden Tagen abends ein höheres
Knibbelrisiko besteht.

Die Möglichkeiten sind vielfältig und von Person zu Person unterschiedlich. Wenn Sie das Knibbeln regelmäßig beobachten und dazu auch die Zeit vor und nach dem Knibbeln in Ihre Beobachtung mit einschließen, gelingt es Ihnen, dass Sie wichtige Auslöser Ihres Knibbelns entdecken, die Ihnen vorher noch nicht aufgefallen sind.

> **Von Ihrer ausführlichen Selbstbeobachtung hängt ab, wie gut Sie sich selbst kennen und somit der negativen Angewohnheit das Leben möglichst schwermachen können.**

Vielleicht empfinden Sie es als sehr lästig und frustrierend, Ihr eigenes Problemverhalten ausführlich zu dokumentieren. Wir können Ihnen sagen, diese Gefühle sind menschlich und es geht fast jedem so. Wer beschäftigt sich in der Freizeit denn freiwillig und gerne mit den eigenen Schwächen und Misserfolgen? Wenn Sie sich auf den Weg machen wollen, um Ihrem Leben eine positive Wendung zu geben, ist dies jedoch der erste Schritt. Damit haben Sie bereits die erste wichtige Herausforderung in Richtung einer Veränderung gemeistert!

Übung 4: Knibbeltagebuch

Wie bei einem Tagebuch können Sie einmal pro Tag, zu ähnlicher Uhrzeit, Ihr Knibbeln der letzten 24 h aufschreiben. Hierbei ist eine Skala zur Einschätzung der Stärke von 0–10 hilfreich.

1. Wie stark war Ihr Drang zu Knibbeln in den letzten 24 h? (0 = kein Drang, 10 = sehr starker Drang)
2. Wie stark war das Knibbeln in den letzten 24 h? (0 = kein Knibbeln, 10 = sehr stark)
3. Wie viel Zeit haben Sie in den letzten 24 Stunden mit Knibbeln verbracht? (in Minuten und Stunden)

Mit der täglichen Beantwortung dieser drei Fragen haben Sie Ihr Verhalten gut dokumentiert. Die Werte können Sie in eine Grafik eintragen, sodass Sie eine Verlaufskurve für Ihr Knibbelverhalten gut sehen können.

Übung 4: Knibbeltagebuch

Auch wenn Sie bereits nicht mehr knibbeln oder das Knibbeln nach kurzer Zeit spürbar weniger werden sollte, ist es empfehlenswert, das Knibbeltagebuch weiter zu führen. Damit können Sie die Abnahme Ihres Knibbelverhaltens beobachten und Ihre Erfolge sehen. Das motiviert und das neue Verhalten kann so besser verinnerlicht und gefestigt werden.

Wer sich die Schreibarbeit sparen möchte, kann eine App nutzen, die bei der Protokollierung von Knibbelepisoden unterstützt. Hiermit kann man regelmäßig, schnell und einfach

Knibbeltagebuch regelmäßig führen

am Smartphone das Knibbelverhalten eintragen und sich eine Zusammenfassung der Aufzeichnungen anschauen (▶ https://www.skinpick.com/).

4.5 Zusammenfassung: Mich beobachten

Die Knibbelanalyse schult die eigene Wahrnehmung für Einflüsse, die auf den ersten Blick nicht erkennbar sind. Auslöser für Knibbeln sind oft Begleitumstände. Diese können Sie durch eine aufmerksame Beobachtung besser erkennen. Dadurch werden Zusammenhänge sichtbar, die zuvor nicht wahrgenommen wurden. Ist Ihre Wahrnehmung besser für das Knibbeln geschult, kann dies zu Beginn einer Knibbelepisode helfen, sich selbst frühzeitig zu stoppen.

Nachdem Sie nun mit der Knibbelanalyse viele Details gesammelt haben, fahren Sie bitte mit dem regelmäßigen Führen Ihres Knibbeltagebuchs fort. Die **regelmäßige Protokollierung** hilft Ihnen, Veränderungen Ihres Verhaltens zu beobachten und kann bereits zu einer Veränderung des Knibbelns führen. Dies entlastet die Haut und sichtbare Erfolge motivieren für den nächsten Schritt.

- Ich habe mich mit meinem Knibbelverhalten intensiv auseinandergesetzt.
- Ich habe eine oder mehrere Knibbelanalyse(n) ausgefüllt.
- Ich habe begonnen, täglich mein Knibbeln aufzuschreiben, um Veränderungsverläufe aufmerksam beobachten zu können.

Weiterführende Literatur

Bohne A (2009) Trichotillomanie. Hogrefe, Göttingen

Claiborn J, Pedrick C (2001) The habit change workbook: how to break bad habits and form good ones. New Harbinger Publications Incorporated, Oakland

Franklin ME, Tolin DF (2007) Treating trichotillomania: cognitive-behavioral therapy for hairpulling and related problems. Springer, New York

Hermsen S, Frost J, Renes RJ, Kerkhof P (2016) Using feedback through digital technology to disrupt and change habitual behavior: a critical review of current literature. Comput Hum Behav 57:61–74. ▶ https://doi.org/10.1016/j.chb.2015.12.023

Nelson RO, Hayes SC (1981) Theoretical explanations for reactivity in self-monitoring. Behav Modif 5:3–14. ▶ https://doi.org/10.1177/014544558151001

Quinn JM, Pascoe A, Wood W, Neal DT (2010) Can't control yourself? Monitor those bad habits. Pers Soc Psychol Bull 36:499–511. ▶ https://doi.org/10.1177/0146167209360665

Vollmeyer K, Fricke S (2012) Die eigene Haut retten. Hilfe bei Skin-Picking. Balance-Ratgeber, Köln

Woods DW, Twohig MP (2008a) Trichotillomania: an ACT-enhanced behavior therapy approach. Therapist guide. Oxford University Press Inc, New York

Woods DW, Twohig MP (2008b) Trichotillomania: An ACT-enhanced behavior therapy approach. Workbook. Oxford Universtiy Press Inc, New York

Trichotillomania Learning Center (2010) Virtual professional training insitute: practical training in the treatment of trichotillomania, skin picking and related body-focused repetitive behaviors [DVD]. Trichotillomania Learning Center, Santa Cruz

Mich motivieren

© Springer-Verlag GmbH Deutschland, ein Teil von Springer Nature 2020
L. M. Mehrmann und A. L. Gerlach, *Ratgeber Skin Picking,*
https://doi.org/10.1007/978-3-662-60469-4_5

Wenn Sie dieses Kapitel gelesen und bearbeitet haben, …
- kennen Sie die Vor- und Nachteile, die eine Verhaltensänderung mit sich bringt.
- können Sie eine bewusste Entscheidung für den Versuch einer Verhaltensänderung treffen.

5.1 **Ein guter Start**

Eine Angewohnheit, sprich eine automatisch ablaufende Handlung, abzulegen oder zu verändern, fällt vielen schwer. Hierzu zunächst ein Beispiel vom Tanzen-Lernen:

Stellen Sie sich vor, Sie belegen einen Tango-Tanzkurs. In Ihrem Kurs lernen Sie zuerst einfache Schritte. Diese gelingen Ihnen schnell und es macht Ihnen viel Freude. Vielleicht können Sie auch Ihre Erfahrungen aus anderen Tanzarten nutzen. Sie stellen fest, dass Sie nach einer Weile die Grundschritte bereits ohne viel Nachdenken tanzen können. Es fühlt sich vertraut an und Sie fühlen sich sicher beim Tanzen der Grundschritte.

Neues Verhalten trainieren

Lernen Sie dann eine neue, kompliziertere Tanzfigur kennen, so ist diese zunächst ungewohnt und fremd. Es braucht viel Konzentration und **Anstrengung** sowie sehr **viel Übung**, bis Ihnen die neue Figur wieder leichtfällt und Sie beim Tanzen nicht mehr nachdenken müssen. Wenn Ihnen die neuen Tanzschritte nach viel Übung gut gelingen, können Sie sich umso mehr über Ihren Erfolg freuen: Es war harte Arbeit, bis hierher zu kommen, Sie haben viel erreicht!

Alltagsbeispiel Zähneputzen

Sie putzen jeden Tag Ihre Zähne mit der gewohnten Hand. Wie fühlt es sich an, wenn Sie versuchen, Ihre Zähne mal mit der anderen Hand zu putzen? Wie würde es sich nach mehreren Wochen anfühlen, wenn Sie nur noch mit der anderen putzen würden? Was passiert, wenn Sie nach ein paar Monaten wieder auf die ursprünglich gewohnte Hand zurückwechseln?

Vergleichbar ist es mit dem Skin Picking wie bei jeder anderen Form von Verhalten:

Die Komfortzone verlassen

Ihre Haut zu bearbeiten, ist für Sie ein gewohntes Verhalten. Es sind **routinierte Bewegungen** und **Handlungsabläufe**. Die sind vergleichbar mit den Grundschritten beim Tanzen und fühlen sich vertraut an. An diesem „alten" Verhalten etwas zu verändern, ist zunächst schwierig und ungewohnt. Das Nicht-Knibbeln als neues Verhalten fühlt sich hingegen fremd an und muss **mühsam gelernt** werden. Das wohlbekannte Verhalten (Knibbeln) fällt zudem weg und hinterlässt eine zeitliche Lücke. Wenn ein Verhalten verändert wird und durch ein anderes ersetzt werden soll, müssen im Gehirn neue Verknüpfungen erstellt werden. Beim Lernen stärken sich Verbindungen zwischen Nervenzellen, die im Gleichtakt zusammenarbeiten. Das braucht Zeit. Wenn man das neu erlernte Verhalten nicht regelmäßig übt, kommt entsprechend schnell wieder das alte Verhalten zum Vorschein, weil bereits bestandene Verbindungen nicht einfach verschwinden. Hinzu kommt, dass Verhalten umso schwerer wieder verlernt wird, je mehr positive Erfahrungen über die Zeit damit verknüpft worden sind.

Vielleicht denken Sie auf den ersten Blick, dass Sie Ihrem Skin Picking gar nichts Gutes abgewinnen können. Dass Ihnen diese Handlungen weder Sicherheit noch ein gutes Gefühl geben. Dass es Ihnen ohne Skin Picking doch tausendmal besser ginge als jetzt. In diesem Kapitel wollen wir dies noch einmal gemeinsam anhand des Kreislaufs betrachten, den Sie bereits kennengelernt haben.

5.2 Meine Hindernisse erkennen

Eine bestimmte Handlung wird immer dann wiederholt, wenn sie **positive Konsequenzen** hat, die wir als Belohnung empfinden:

Positive Verstärkung durch direkte Belohnung

- Knuddelt ein Elternteil sein Kind auf eine besonders schöne Weise und lobt es, nachdem es sein Zimmer aufgeräumt hat, wird es beim nächsten Mal vielleicht früher und schneller aufräumen, um wieder so schön geknuddelt zu werden
- Wenn ich für meinen Kuchen, den ich zur Arbeit mitgebracht habe, besonders gelobt werde, bringe ich gerne wieder einmal einen mit.

Auch das Knibbeln hat oft einen positiven Anreiz:
- Sich um seinen Körper zu kümmern (Körperpflegeverhalten), dient dem Wohlbefinden. Viele Menschen gönnen sich deshalb z. B. eine Dusche, rasieren sich oder ähnliches. Diesen Entspannungseffekt kann man bei Menschen sogar körperlich messen.
- An der eigenen Haut zu knibbeln, ist auch eine Form der Körperpflege. Verliebte knibbeln sogar manchmal an der anderen Person – auch das kann entspannend sein.
- Es kann als ein kleines Erfolgserlebnis erlebt werden, wenn man einen Pickel von Eiter befreien konnte. Knibbeln verschafft somit häufig ein Gefühl von Erleichterung, es hilft, Anspannung abzubauen.
- Knibbeln kann auch nützlich sein, um sich in einen meditativen Zustand zu versetzen, in dem Zeit und Gefühle nicht mehr so intensiv erlebt werden. Das kann vor allem dann positiv erlebt werden, wenn es einem nicht so gut geht.

Negative Verstärkung/ indirekte Belohnung

Neben der direkten Belohnung gibt es noch eine weitere Form der Belohnung, die dazu führt, dass eine bestimmte Handlung wiederholt wird – die **indirekte Belohnung:**

- Wer starke Schmerzen hat und eine Schmerztablette nimmt, empfindet große Erleichterung, nachdem der unangenehme Schmerz verschwunden ist. Beim nächsten Schmerz wird schnell wieder zur Tablette gegriffen, weil diese so zuverlässig vom Schmerz befreit hat.
- Ein Kind lernt schnell, dass wenn es aufräumen soll und dann anfängt zu toben, die Eltern lieber die Spielsachen selbst aufräumen. Trotzen beim Aufräumen wird in Zukunft dann immer wahrscheinlicher.
- Wenn man einen unangenehmen Termin vor sich hat, bspw. ein schwieriges Gespräch auf der Arbeit, ist man schon im Vorfeld nervös und angespannt. Wenn man dann die Nachricht bekommt, dass der Termin nicht stattfindet, setzt eine große Erleichterung mit angenehmem Spannungsabfall ein. Um weitere negative Gefühle zu vermeiden, ist es darum auch so verlockend, schwierige Termine lieber abzusagen.

Auch das Knibbeln hat oft einen indirekten Anreiz:

- Sich um seinen Körper zu kümmern (Körperpflege), verringert automatisch Anspannung. Dieses alte biologische Programm steckt womöglich in unseren Genen. So fangen Tiere an, sich zu putzen, wenn sie unter Stress geraten. Das Nachlassen des als unangenehm empfundenen Stresses ist hierbei eine Form der indirekten Belohnung (die unangenehme Anspannung fällt ab).
- Der Drang zu Knibbeln kann zu einem extrem unangenehmen Gefühl werden. Ähnlich wie ein Jucken auf der Haut, sodass man möglichst schnell kratzen möchte. Gibt man dem Drang nach, verspürt man unmittelbar eine Erleichterung von diesem unangenehmen Dranggefühl. Dabei ist es erst einmal unwichtig, dass die Haut zu großem Schaden kommt, der langfristig schwerer wiegt als die kurze Erleichterung.

Kurze Belohnung und Wegfall unangenehmer Zustände führt zu erneutem Knibbeln

Diese sofortigen positiven oder entlastenden Erlebnisse beim Knibbeln – wenn auch nur **kurzfristig** – können zu einer Wiederholung dieser Handlungen führen. Zumindest machen es diese Folgen wahrscheinlicher, dass man ein so verstärktes Verhalten erneut ausführt. **Langfristig** hat regelmäßiges und intensives Knibbeln leider größere negative Folgen. Sie selbst kennen diese bereits allzu gut. Auch wenn die schädlichen Konsequenzen riesig sind und eigentlich überwiegen, machen es einem die positiven Eigenschaften des Hautbearbeitens schwer, mit dem Knibbeln aufzuhören.

Das Knibbeln ist im Gehirn bereits zu einer Gewohnheit geworden und fest verankert. Es ist im Gehirn kein gut ausgebauter Weg mehr, sondern eine vielbefahrene Autobahn. Deshalb fällt es den meisten besonders schwer, mit dem Knibbeln wieder aufzuhören, selbst wenn sie schon längst erkannt haben, welchen Schaden es anrichtet. Der Knibbelkreislauf, den Sie in ► Kap. 3 (Mich verstehen – Was hilft mir wirklich bei Skin Picking?) kennengelernt haben, ist somit in vollem Gange.

5.3 Meine Hindernisse aus dem Weg räumen

Damit Sie sich die Auswirkungen Ihres Knibbelverhaltens in der Zukunft wirklich bewusstmachen können, ist es hilfreich, gute und schlechte Seiten zu betrachten. Überlegen Sie, welche guten und schlechten Seiten das Bearbeiten der Haut mit sich bringt. Welche **Vorteile** haben Sie, wenn Sie mit dem Knibbeln aufhören? Welche **Nachteile** bringt es mit sich? Wie sieht es aus, wenn Sie unmittelbar das Bedürfnis verspüren zu knibbeln? Wie wird es Ihnen zwei Stunden nach einer Knibbelepisode gehen? Stellen Sie sich vor, Sie würden deutlich weniger knibbeln, welche Auswirkungen hätte dies auf Ihr Leben in zwei Monaten oder in einem halben Jahr? Eine ehrliche Auseinandersetzung mit den positiven und negativen Auswirkungen unterstützt Sie dabei, sich über die Folgen Ihrer Entscheidung klar zu werden. Sind Sie sich gleichermaßen über die positiven wie auch die nachteiligen Bedingungen einer Verhaltensänderung bewusst, wird es Ihnen helfen, schwierige und anstrengende Phasen zu überstehen. So können Sie die **Kosten** einer Veränderung gegen den positiven **Nutzen** abwägen.

> **›** Wenn Sie gezielt Vor- und Nachteile abwägen, können Sie Ihre Entscheidung, an Ihrem Knibbelverhalten etwas zu verändern, mit offenen Augen treffen, ohne von negativen Auswirkungen im Verlauf überrascht zu werden.

Im Gegensatz zu einem Vorsatz, der oft nicht eingehalten werden kann, zeichnet sich eine bewusste Entscheidung darin aus, dass diese gut durchdacht und geplant ist.

Übung 5.1: Vor- und Nachteile einer Veränderung
Zeichnen Sie auf ein A4-Blatt eine Tabelle mit zwei Spalten (Überschrift 1. Spalte: Weniger Knibbeln, 2. Spalte: Weiterhin Knibbeln) und zwei Zeilen (Überschrift 1. Zeile: Vorteile, 2. Zeile: Nachteile), sodass vier gleich große Felder entstehen. In das erste Feld tragen Sie alle Dinge ein, die Ihnen einfallen,

Ehrliche Auseinandersetzung mit Vor- und Nachteilen

Übung 5.1: Vor- und Nachteile einer Veränderung

5

die Vorteile von weniger Knibbeln für Sie sind (Weniger Knibbeln/Vorteile). In das Feld daneben tragen Sie alle Vorteile davon ein, weiter zu knibbeln (Weiterhin Knibbeln/ Vorteile). In die zweite Zeile tragen Sie in das linke Feld, was Sie verlieren, wenn Sie weniger knibbeln (Weniger Knibbeln/ Nachteile). In das vierte Feld schreiben Sie alle Nachteile davon, wenn Sie weiterhin Knibbeln (Weiterhin Knibbeln/ Nachteile).

Beispiel Sophie: Vor- und Nachteile einer Veränderung

Vorteile weniger Knibbeln: Wunden heilen; weniger Make-up nötig; mehr Selbstsicherheit; keinen Streit mehr über Zeit im Bad; mehr freie Zeit, keine Probleme mehr mit dem Alleinsein; freieres Gefühl, unabhängiger; nicht mehr zu spät kommen.
Vorteile weiterhin Knibbeln: Unreinheiten in der Haut schnell loswerden; befreiendes Gefühl durchs Quetschen; Stressabbau oder Ablenkung durchs Knibbeln; Zeitlücken überbrücken können; Gefühl von Sicherheit; endlich reine Haut.
Nachteile weniger Knibbeln: Unreine Haut aushalten müssen; Sorge, das andere schlecht über meine unreine Haut denken; ungepflegt sein; Gefahr, wieder mit Knibbeln anzufangen (Niederlage).
Nachteile weiterhin Knibbeln: Viel Zeit vorm Spiegel; nur mit Make-up rausgehen können; Frustration und Unzufriedenheit, nicht aufhören zu können; Schäden an der Haut, Narbenbildung; Kontrollverlust; Abhängigkeit vom Knibbeln; Treffen mit Freunden vermeiden; Schwimmen, Sport, Sauna vermeiden.

Übung 5.2: Kurz- und langfristige Veränderungen

Übung 5.2: Kurz- und langfristige Veränderungen
Listen Sie in jedem der vier Felder alle Aspekte auf, die für Sie persönlich wichtig sein könnten. Achten Sie dabei auch auf körperliche, emotionale, finanzielle und soziale Folgen. Markieren Sie anschließend alle Punkte, die eine **kurzfristige** oder eine **langfristige** Rolle spielen, in unterschiedlichen Farben. Heben Sie anschießend die Punkte hervor (z. B. mit einem Textmarker), die Ihnen besonders wichtig sind. Oft fallen Betroffenen Auswirkungen erst auf, wenn sie eine Zeit lang darauf geachtet oder darüber nachgedacht haben. Wenn Ihnen nachträglich noch Punkte einfallen, lohnt es sich, diese auch später noch zu ergänzen.

Beispiel Sophie: Kurz- und langfristige Veränderungen
Vorteile für weniger Knibbeln zu finden, fiel Sophie sehr leicht. Hier konnte sie schnell die für sie wichtigsten Aspekte auflisten: Unabhängigkeit vom Knibbeln und somit mehr Zeit, die sonst

für das Bearbeiten und Kaschieren der Haut verwendet werden musste. Auch die Nachteile, am Verhalten nichts zu ändern und weiter zu knibbeln, lagen für sie klar auf der Hand (Narbenbildung, Abhängigkeitsgefühl). Sorgen bereitete ihr beim Aufhören vor allem ihre unreine Haut und die Sorge vor Rückschlägen, sollte sie doch wieder knibbeln. Gleichzeitig bedeutet für Sophie, mit dem Knibbeln aufzuhören auch, auf das vermeintliche Gefühl von Reinigung und Sicherheit durch das Knibbeln zu verzichten.

Für Sophie war wichtig, sich dieser kurzfristig positiven Gefühle durch das Knibbeln bewusst zu sein, weil sie darauf bei einer Veränderung ihres Knibbelverhaltens verzichten muss.

> **Ihre persönlichen Vor- und Nachteile werden Ihnen in Momenten, in denen Ihnen Durchhalten schwerfällt, von großem Nutzen sein und Sie unterstützen. Lesen Sie es sich dann noch mal durch und machen Sie sich die aufgeführten Punkte noch einmal bewusst.**

5.4 Tipps & Anregungen

- Hängen Sie sich Ihr Vier-Felder-Blatt aus Übung 5 an verschiedenen, **gut sichtbaren** Orten in Ihrem Zuhause auf.
- Überlegen Sie sich ein persönliches **Motto,** welches Sie an die Inhalte dieses Kapitels erinnert und Ihnen hilft durchzuhalten, z. B. „Die Anstrengung lohnt sich!", „Weil ich es mir wert bin!".
- Suchen Sie sich einen **Gegenstand** aus, den Sie gut sichtbar in Ihrem Zuhause aufstellen oder den Sie stets bei sich (z. B. in der Hosentasche) haben. Das können ein besonderer Stein, eine Muschel, ein Foto sein. Etwas, das Sie an Ihre Entscheidung erinnert, etwas zu verändern.

5.5 Mögliche Schwierigkeiten

In den folgenden Kapiteln gehen wir am Ende jedes Kapitels kurz auf mögliche Schwierigkeiten ein, auf die Sie beim Lesen und Bearbeiten der Übungen stoßen können.

„Ich bin mir nicht ganz sicher, ob ich im Moment für eine Veränderung bereit bin."

Die Übung 5.1, mit ihren Vor- und Nachteilen einer Veränderung, weist nicht nur Vorteile einer Veränderung auf, sondern macht Ihnen auch die möglichen Nachteile bewusst. Eine Veränderung ist meist auch **mit Mühe und Anstrengungen** verbunden. Deshalb sollten Sie sich vorher gut überlegen, ob Sie sich zum aktuellen Zeitpunkt bereit fühlen, diese Mühe auf sich

5

Gefahr eines halbherzigen
Versuchs

zu nehmen. Wenn Sie sich dessen im Moment nicht sicher sind, ist es ratsam, den Versuch einer Veränderung auf einen späteren Zeitpunkt zu verschieben. Hilfreich ist, die Vor- und Nachteile auch noch einmal mit einer vertrauten Person Punkt für Punkt durchzugehen. Zuspruch und Zuversicht von einem wichtigen Menschen sind eine große Hilfe, um Mut zur Veränderung zu fassen. Manchmal ist es auch ein kleiner Schubs in die richtige Richtung, die eine Veränderung ins Rollen bringt. Wie eine nahestehende Person Sie unterstützen kann, kann diese Person in ▶ Kap. 13 (Informationen für Familienmitglieder und andere nahestehende Personen) nachlesen.

Wenn Sie mit Unsicherheit, ohne feste Überzeugung und damit nur halbherzig weiterarbeiten, werden Sie am Ende frustriert sein, weil Sie vermutlich keine großen Erfolge erzielt haben. In solch einem Fall wäre es schade, wenn Sie den Eindruck bekämen, dieser Ratgeber könne Ihnen nicht helfen und Sie daraus Ihre Zuversicht in mögliche Veränderungen verlieren würden.

> ❯ Wir empfehlen Ihnen nur dann mit den Übungen in diesem Ratgeber weiter zu arbeiten, wenn Sie sich sicher sind, dass Sie in den nächsten Wochen **konsequent und aktiv** an Ihrem Knibbelverhalten arbeiten wollen und können. Denn dann werden Sie Erfolgserlebnisse haben. Wenn Sie Bedenken haben oder die Bedingungen zurzeit nicht gut sind, beginnen Sie einfach zu einem passenderen Zeitpunkt mit den Übungen.

5.6 Zusammenfassung: Mich motivieren

An einem schon lange gewohnten Verhalten etwas zu verändern, ist nicht einfach. Es braucht viel Willenskraft sich von einer festen Gewohnheit zu verabschieden. Deshalb ist es wichtig, sich mit den positiven wie auch negativen Folgen einer gewünschten Veränderung auseinanderzusetzen. So gelingt es Ihnen besser, bei Rückschlägen weiter am Ball zu bleiben.

- Ich habe mich mit Vor- und Nachteilen einer Verhaltensänderung auseinandergesetzt und diese schriftlich festgehalten.
- Ich bin mir bewusst, welche positiven aber auch negativen Folgen eine Veränderung meines Knibbelns haben kann.
- Ich notiere mein Knibbelverhalten so regelmäßig wie möglich.

Prima, Sie sind schon ein ganzes Stück weit gekommen. In unserem nächsten Teil geht es darum, sich Ziele zu setzen.

Weiterführende Literatur

Bohne A (2009) Trichotillomanie. Hogrefe, Göttingen
Claiborn J, Pedrick C (2001) The habit change workbook: how to break bad habits and form good ones. New Harbinger Publications Incorporated, Oakland
Vollmeyer K, Fricke S (2012) Die eigene Haut retten. Hilfe bei Skin-Picking. Balance-Ratgeber, Köln

Mir Ziele setzen

© Springer-Verlag GmbH Deutschland, ein Teil von Springer Nature 2020
L. M. Mehrmann und A. L. Gerlach, *Ratgeber Skin Picking*,
https://doi.org/10.1007/978-3-662-60469-4_6

6.1 Der Weg ist das Ziel

In diesem Kapitel befassen Sie sich mit …
- Ihren bisherigen Bemühungen einer Veränderung.
- der Formulierung aktueller persönlicher Ziele.

Bestimmt ist dies nicht Ihr erster Versuch, an Ihrem Knibbeln etwas zu ändern. Die folgenden Fragen (Übung 6: Bisherige Bemühungen) dienen dazu, sich Ihre bisherigen Versuche genau anzuschauen. Aus den vergangenen Erfahrungen können Sie **lernen,** was (teilweise) **gut** funktioniert hat und was Sie zukünftig **anders** angehen sollten. Später in ▶ Kap. 11 (Mich für die Zukunft wappnen) lernen Sie, wie Sie positive Erfahrungen aus der Vergangenheit für Ihren Notfallplan nutzen können. Gedanken und Gefühle, die Sie mit einer erfolgreichen oder nicht erfolgreichen Veränderung in Verbindung bringen, werden ebenfalls in zukünftigen Kapiteln aufgegriffen (▶ Kap. 9: Mir hilfreiche Gedanken machen, ▶ Kap. 10: Mir etwas Gutes tun).

Übung 6: Bisherige
Bemühungen

Übung 6: Bisherige Bemühungen
Beantworten Sie die folgenden Fragen und sammeln Sie alle bisher gemachten Erfahrungen. Notieren Sie, was bei Ihnen bisher gut geholfen und was bisher gar nicht geholfen hat oder sogar ungünstig war.
- Wie oft haben Sie bisher ernsthaft versucht, mit dem Knibbeln aufzuhören?
- Wann war der letzte Versuch?
- Wie lange waren Sie während Ihres längsten Versuchs erfolgreich?
- Was hat Ihnen bei Ihrem erfolgreichsten Versuch besonders geholfen?
- Was haben Sie unternommen, sodass es eine Weile gut geklappt hat?
- Wie haben Sie sich mit dieser Veränderung in Ihrem Verhalten gefühlt?
- Was hat Ihnen das Durchhalten besonders schwergemacht?
- Was ist passiert, sodass Sie wieder rückfällig wurden?
- Hat ein bestimmtes Ereignis dazu geführt, dass Sie wieder begonnen haben, Ihre Haut zu bearbeiten?
- Wie haben Sie sich gefühlt, als Sie wieder angefangen haben, Ihre Haut zu bearbeiten?
- Schreiben Sie Ihre Gedanken bei diesem Rückfall auf.

Sophie hat zwei große Versuche unternommen nicht mehr zu knibbeln. Bei einer Reise vor ein paar Jahren und im letzten Jahr, nachdem sie viel darüber im Internet gelesen hatte.

Beispiel Sophie: Bisherige Bemühungen-1

Eigentlich sage ich mir jeden Tag, ich sollte nicht mehr knibbeln. Damals habe ich viel über mögliche Dinge, die man tun kann, um aufzuhören, gelesen. Wirklich geschafft habe ich es maximal für zwei Tage. Ich habe es mit Abhängen des Spiegels versucht und damit, die Hände zu Fäusten zu ballen. Das Spiegelabhängen hat mir zwar etwas geholfen, es hat aber hauptsächlich Arbeit gemacht. Im Alltag war es zusätzlich kompliziert, weil mein Mann den Spiegel ja braucht. Spätestens der Rückspiegel im Auto hat mir dann meine Haut gezeigt und ich musste wieder knibbeln. Besonders schwer gemacht hat es mir dieses ganz unangenehme Gefühl, zu wissen und zu sehen, dass ich unreine Hautstellen habe. Diese dann nicht bearbeiten zu können oder dürfen, finde ich ganz grässlich. Mir ist das ganz peinlich, wenn andere Leute das dann sehen könnten. Wobei die aufgekratzte, wunde Haut mir danach auch peinlich ist. Typische Gedanken bei erneutem Knibbeln waren: „Nur die paar Stellen, dann ist die Haut richtig rein.".

Beispiel Sophie: Bisherige Bemühungen-2

Bei einer längeren Rucksackreise habe ich drei Monate nicht geknibbelt. Als ich auf Reisen war, hatte ich keinen Spiegel, es gab immer Gemeinschaftsbäder. Es gab einfach keine richtige Möglichkeit, alleine in Ruhe zu knibbeln. Außerdem war ich durch die neuen Eindrücke so sehr abgelenkt. Auf meiner Reise habe ich mich so frei wie nie gefühlt. Nach einer Weile hatte ich mich daran gewöhnt, nur mit wenig Make-up unterwegs zu sein. Da waren aber alle irgendwie lockerer und es war eine ganz andere Situation als hier. Nach der Reise war ich wieder zu Hause und stand vorm Spiegel. Meine Haut hatte sich beruhigt, aber ich hatte Mitesser und ein paar Pickelchen. Die wollte ich nur kurz wegmachen, damit die Haut wirklich 100 % rein ist. Erst dachte ich mir: „Danach wird sie richtig toll aussehen!" Alles fühlte sich auch glatt an, aber die roten Flecken und offenen Stellen haben diesen Eindruck schnell zerstört. Dann war ich richtig wütend auf meine Haut und auf mich.

6.2 Wieso gerade jetzt?

Es gibt sicherlich viele unterschiedliche Gründe, wieso Sie sich für das Arbeiten an Ihrem Knibbelverhalten entschieden haben. Manchmal ist es eine besondere Situation oder ein bevorstehendes Ereignis, das einen zur Veränderung anregt. Die folgenden Fragen helfen Ihnen dabei Ihre Motivation zu wecken und zu festigen.

Übung 7: Wieso jetzt?

Übung 7: Wieso jetzt?
Führen Sie alle möglichen Gründe auf, die aktuell auf Sie
zutreffen. Vielleicht sind auch welche dabei, die bisher noch
keine Rolle gespielt haben?
- Wieso möchten Sie aktuell etwas an Ihrem
  Knibbelverhalten verändern?
- Was gab Ihnen zuletzt einen Anstoß, an Ihrem Skin Picking
  etwas zu verändern?
- Schreiben Sie ebenfalls Gründe auf, die vielleicht gerade
  erst neu dazugekommen sind.

Beispiel Sophie: Wieso jetzt?
Irgendwie dachte ich immer, es geht irgendwann von allein weg
oder ich schaffe es in der Zukunft, mit dem Knibbeln aufzuhören,
wenn sich etwas ändert. Zum Beispiel, wenn ich „erwachsener"
werde oder keine Akne mehr habe. Mittlerweile glaube ich, dass
ich darauf nicht länger zu warten brauche. Ich bin 30 geworden
und knibble immer noch. Nachdem ich es letztes Jahr versucht und
dabei gemerkt habe, dass ich es allein nicht schaffe, wirklich aufzuhören, bin ich mir der Schwierigkeiten rund ums Knibbeln noch
mehr bewusstgeworden. Seitdem hasse ich es noch mehr. Jetzt
möchte ich es noch mal mit mehr Durchhaltevermögen probieren.
Zuletzt hatte ich für unsere Hochzeit versucht, meine Haut in Ruhe
zu lassen. Durch die Vorbereitungen war ich abgelenkt und ich habe
ein paar Tage ohne Knibbeln geschafft. Derzeit denken mein Mann
und ich darüber nach, eine Familie zu gründen. Bevor ich mich um
eigene Kinder kümmern kann, möchte ich bei mir „aufräumen".

6.3 Welchen Weg gehen?

Im vorherigen Kapitel haben Sie sich bereits mit den
Konsequenzen einer Veränderung auseinandergesetzt. Sie haben
sich Gedanken zu Ihren bisherigen Versuchen, das Knibbeln auf-
zugeben und Ihren aktuellen Gründen dafür gemacht. Bevor Sie
konkrete Knibbelstopp-Strategien kennen lernen, um damit eine
Veränderung umzusetzen, sollten Sie Ihr **Ziel** feststecken. Das ist
wie bei einer Taxifahrt. Sie sitzen mit gepackter Tasche im Taxi.
Bevor der Taxifahrer losfährt, braucht er eine genaue Adresse.
Dann ist der Weg klar festgelegt und Sie wissen nach wie vielen
Kilometern Sie Ihr Ziel erreicht haben und wie viel Zeit bzw.
Geld dies kosten wird. Bevor Sie nun also mit den weiteren
Kapiteln starten, nehmen Sie sich Zeit und Ruhe und widmen Sie
sich der Festlegung Ihrer Ziele.

Im Beispiel der Taxifahrt braucht es eine genaue Adresse, also
Stadt, Straßenname und Hausnummer. Damit Ziele, ähnlich wie

bei einer Adresse, ganz **konkret** sind, gibt es ein paar Regeln, an denen man sich orientieren kann:

1. Da es sich um Ihr **persönliches Ziel** handelt, entscheiden Sie alleine, was Sie als Ziel wählen.
2. Das Ziel soll auf Sie selbst und Ihre Handlungen bezogen sein. Wichtig ist hier vor allem, dass das Ziel durch Ihr Handeln auch erreicht werden kann. Wenn es auf die Zusammenarbeit oder Kommunikation mit einer anderen Person baut, haben Sie es nicht zu 100 % selbst in der Hand.
3. Motivation und Erfolgserlebnisse sind wichtig. Es ist hilfreich, das Ziel in **Teilschritte** einzuteilen, dann kann man sich öfter selber auf die Schulter klopfen!
4. Prüfen Sie, ob das Ziel **erreichbar** und **durchführbar** ist. Wenn ein Ziel kaum zu schaffen ist, baut man sich selbst eine Motivationsfalle!
5. Ein Ziel sollte möglichst auch von außen erkennbar und **messbar** sein. Überlegen Sie: Gibt es eine Person, der Sie Ihr Ziel anvertrauen mögen? Woran würde diese Person erkennen, dass Sie Ihr Ziel erreicht haben, sodass sie Ihnen gratulieren kann?

❯ **Halten Sie Ihre Ziele schriftlich fest.**

Im folgenden Abschnitt helfen wir Ihnen dabei, eigene Ziele festzuhalten.

Übung 8: Meine persönlichen Ziele
Beantworten Sie die aufgelisteten Fragen und halten Sie Ihre Ziele schriftlich fest. Teilen Sie sich Ihre Ziele anschließend in kleinere Teilziele ein und schreiben Sie für jedes dieser Ziele auf, woran Sie erkennen würden, dass Sie sich dem Ziel annähern oder entfernen.

- Was sind meine Ziele für die nächsten Wochen, in denen ich diesen Ratgeber lese?
- Welche Teilschritte beinhalten meine Ziele? (Beachten Sie hierzu die oben genannten Regeln zur Formulierung von Zielen.)
- Für jedes Ziel einzeln notieren:
  - Was ist der derzeitige Stand der Zielannäherung auf einer Skala von 0 bis 100 (0 = so weit entfernt wie möglich, 100 = Ziel vollständig erreicht)
  - Woran erkenne ich konkret, dass ich mein Ziel zu 100 % erreicht habe?
  - Woran kann ich feststellen, dass ich mich dem Ziel annähere (erste Schritte)?
  - Woran kann ich feststellen, dass ich mich von dem Ziel entferne (Warnhinweise)?

Übung 8: Meine persönlichen Ziele

Tipp: Wenn Ihnen Ihre Ziele unerreichbar erscheinen, teilen Sie diese in mehrere kleine, erreichbare Ziele auf.

Beispiel Sophie: Meine persönlichen Ziele

1. Ziel: Morgens nur noch 20 min Zeit im Bad benötigen
- Derzeitiger Stand der Zielerreichung (0–100): 30
- 100 % Zielerreichung: Wenn ich um 7:00 Uhr ins Bad gehe und um 7:20 Uhr fertig in der Küche stehe und mehr Zeit zum Frühstücken habe.
- Zielannäherung (erste Schritte): Ich könnte es zunächst mit 45 oder 50 min versuchen und jedes Mal versuchen 5 min abzubauen.
- Zielentfernung (Warnhinweise): Wenn ich mir weiterhin den Wecker so früh stellen muss, damit ich extra Zeit im Bad habe.

2. Ziel: Selbstbewusster mit meiner Haut umgehen lernen, egal ob rot und wund oder unrein.
- Derzeitiger Stand der Zielerreichung (0–100): 10
- 100 % Zielerreichung: Wenn ich es schaffe, ohne Make-up oder mit nur ganz wenig Puder oder Abdeckung der Augenringe aus dem zu Haus gehen.
- Zielannäherung (erste Schritte): Weniger Make-up verwenden. Nur einmal morgens auftragen. Tagsüber seltener auftragen.
- Zielentfernung (Warnhinweise): Weiterhin Verbrauch von einer ganzen Make-up-Flasche pro Woche.

Unterstützung von nahestehenden Personen

Ziele soll man sich selbst so stecken, dass diese unabhängig von anderen erreichbar sind. Damit ist jedoch nicht gemeint, dass Sie von nun an als einzelkämpfende Person dastehen! **Unterstützung** und **Begleitung** von nahestehenden Personen sind eine besonders wirksame Hilfe für die eigene Zielerreichung. Ziele aufzuschreiben und somit festzuhalten, stellt eine gewisse Verbindlichkeit her. Diese Verbindlichkeit können Sie erweitern, indem Sie einer vertrauten Person von Ihrem Entschluss erzählen. Überlegen Sie sich vorher, welche ganz konkreten Dinge können helfende Personen tun, um Sie zu unterstützen? Teilen Sie Ihren helfenden Personen mit, wie diese Sie dabei unterstützen können. Erklären Sie ihnen, wie sie Sie motivieren können weiterzumachen.

6.4 Zusammenfassung: Mir Ziele setzen

Klasse, Sie haben sich nach Abschluss dieses Kapitels eigene Ziele gesetzt und wissen, wohin Ihre Reise gehen soll. Jetzt sind Sie startklar, um Strategien gegen das Knibbeln zu erlernen.

- Ich habe gelernt, wie Ziele am besten formuliert werden.
- Ich habe mir meine persönlichen Ziele überlegt und diese schriftlich festgehalten.
- Ich habe mir überlegt, welche Teilschritte notwendig sind, um meine Ziele zu erreichen.
- Ich notiere mein Knibbelverhalten so regelmäßig wie möglich.

Weiterführende Literatur

Claiborn J, Pedrick C (2001) The habit change workbook: how to break bad habits and form good ones. New Harbinger Publications Incorporated, Oakland

Locke EA, Latham GP (1990) A theory of goal setting & task performance. Prentice-Hall, Upper Saddle River

Locke EA, Latham GP (2006) New directions in goal-setting theory. Curr Dir Psychol Sci 15:265–268. ► https://doi.org/10.1111/j.1467-8721.2006.00449.x

Mir (Knibbel-)Freiräume schaffen

© Springer-Verlag GmbH Deutschland, ein Teil von Springer Nature 2020
L. M. Mehrmann und A. L. Gerlach, *Ratgeber Skin Picking*,
https://doi.org/10.1007/978-3-662-60469-4_7

Wenn Sie dieses Kapitel beendet haben, …

— wissen Sie, wie Sie Ihre Auslöser für Knibbelepisoden so weit wie möglich eingrenzen, beseitigen und/oder vermeiden können.

— wenden Sie vermehrt Aktivitäten oder Dinge an, die Sie vor dem Bearbeiten Ihrer Haut schützen, und suchen gezielt Situationen auf, in denen Knibbeln unwahrscheinlich ist bzw. es Ihnen leichter fällt, nicht zu knibbeln.

In ► Kap. 3 (Mich verstehen – was hilft mir wirklich bei Skin Picking?) haben Sie den Kreislauf von Drang und Knibbeln kennengelernt. Bisher haben Sie sich ausführlich mit Ihrem Knibbelverhalten auseinandergesetzt. Sie sind sich der Schwierigkeiten bewusst, aber auch der Vorteile, die eine Verhaltensänderung mit sich bringen kann. Nachdem Sie sich konkrete Ziele gesetzt haben, geht es in den nächsten vier Kapiteln um **Strategien zur Veränderung** des Knibbelverhaltens.

Jede der vier Knibbelstopp-Strategien setzt an einem anderen Punkt im Kreislauf an, um diesen möglichst schnell und wirksam zu durchbrechen (siehe ◗ Abb. 3.2: Knibbelkreislauf mit Knibbelstopp-Strategien).

Übersicht
► Kap. 7 = Stimuluskontrolle
► Kap. 8 = Habit Reversal Training
► Kap. 9 = Anderer Umgang mit Gedanken
► Kap. 10 = Anderer Umgang mit Gefühlen

Eine gute Umgebung schaffen

> **Stimuluskontrolle**
>
> Durch die gezielte Beeinflussung, Veränderung oder auch Vermeidung von typischen Knibbelsituationen wird das Erleben von Knibbeldrang verringert.

7.1 Meine bekannten Auslöser kontrollieren

Oftmals findet Knibbeln nicht überall, sondern nur an bestimmten Orten oder unter bestimmten Bedingungen statt. In anderen Situationen wissen Sie, dass es da sicher nie zum Knibbeln kommt. Diese Informationen können Sie nutzen!

Wiederholung wird zur Gewohnheit

Stellen Sie sich vor, dass Sie für mehrere Wochen jeden Abend auf dem Sofa sitzen, Fernsehen schauen und dabei eine Packung Chips essen. Eines Abends sitzen Sie wie an den anderen Abenden auf dem Sofa, allerdings ohne Chips. Was empfinden Sie? Ein starkes Verlangen nach einer Chipstüte? Hunger? Lust auf etwas Salziges? Hätten Sie genau so viel Verlangen nach Chips, wenn Sie an diesem Abend etwas Anderes gemacht hätten? Beispielsweise im Bett ein Buch lesen oder mit Bekannten weggehen?

Chips essen und Fernsehen wurden wiederholt miteinander verbunden und zusammen verknüpft. Unser Organismus lernt Dinge, die sich angenehm anfühlen, besonders gut. Da Chips essen positiv ist und die Tüte immer da war, wenn der Fernseher angeschaltet wurde entsteht die Lust auf Chips wie von selbst, wenn Sie auf dem Sofa sitzen und den Fernseher einschalten. In Wirklichkeit hat Ihr Organismus einfach nur gelernt, dass er üblicherweise Chips bekommt, wenn Sie fernsehen. Wenn nun die Tüte Chips fehlt, obwohl der Fernseher an ist, meldet sich Ihr Körper und verlangt, was doch eigentlich immer da war.

Im folgenden Kapitel geht es darum herauszufinden, in welche Situationen oder bei welchen Tätigkeiten Ihr Kopf und Körper bei Ihnen das Bedürfnis zu Knibbeln auslöst.

Das Bedürfnis und der Drang zu knibbeln kann durch bestimmte Situationen oder Verhaltensweisen ausgelöst werden:

Knibbeln ist an Auslöser gebunden

Wenn es z. B. einen **typischen Ort** und/oder eine **bestimmte Situation** gibt, in der Sie üblicherweise knibbeln, entsteht genau an diesem Ort oder in dieser Situation immer wieder Knibbeldrang. Einfach, weil Ihr Körper gelernt hat, dass die angenehmen Seiten des Knibbelns an diesem Ort zu erwarten sind. Es fällt dort dann besonders schwer, diesem Bedürfnis zu widerstehen.

Stimuluskontrolle bedeutet, Auslöser fürs Knibbeln und typische Reize, die damit verbunden sind, zu erkennen, um diese zu verändern, zu vermeiden oder zu entfernen.

7.2 Sherlock kombiniert

Innere und äußere Auslöser

In ▶ Kap. 4 (Mich beobachten – die Detektivarbeit) haben Sie eine oder mehrere Knibbelanalyse(n) für Ihre typischen Knibbelsituationen ausgefüllt. Hierbei haben Sie nicht nur auf die äußere Situation (Ort, Tageszeit, Beleuchtung), sondern dabei auch auf Ihre Gedanken und Gefühle geachtet. Es gibt also auch **innere Reize,** die ein Auslöser für Knibbeln sein können, wie beispielsweise Müdigkeit oder bestimmte Gedanken. Auf der anderen Seite gibt es **äußere Reize,** wie Eigenschaften von Orten oder Situationen. Häufig treten auch mehrere Auslöser-Reize hintereinander oder gemeinsam auf. In ◘ Tab. 7.1 sind Beispiele für unterschiedliche Auslöser von Knibbeln aufgelistet.

7

◻ Tab. 7.1   Beispiele für unterschiedliche Auslöser von Knibbeln

Wahrnehmungsbereich	Beispiel
Sehen	– Anblick der eigenen Haut – Blick in den Spiegel – Modemagazin voller Menschen mit perfekter Haut
Spüren	– Hautunebenheit ertasten – Harter Wundschorf – Pickel mit Eiterpünktchen – Raue Stoffe – Kribbeliges/unruhiges Gefühl in den Fingern
Körperhaltung	– Übers Waschbecken gebeugt – Im Bett liegend – Auf dem Sofa sitzend – Kinn auf die Hand gestützt
Umgebung	– Alleine sein – Im Badezimmer sein
Aktivität und Bewegungen	– Sich schminken – Duschen – Körperpflege betreiben

Beispiel Sophie: Innere und äußere Auslöser

▬ Ich habe mich auf der Arbeit geärgert, bin erschöpft und komme hungrig nach Hause. Ich fühle ein Enge-gefühl in der Brust und ein Brennen im Magen. Wenn ich dann nach so einem anstrengenden Tag auf dem Sofa sitze, fange ich ganz automatisch an zu knibbeln.

▬ Ich stehe am Waschbecken im Badezimmer, bin mit dem Oberkörper leicht vornübergebeugt und creme mich mit meiner Nachtcreme ein. Als ich mit der Hand über meine Wange streiche, fühle ich die Unregelmäßigkeiten der Haut. An einer Stelle ragt eine besondere Unebenheit hervor, die kann ich gut wegknibbeln.

Unterschiedliche Auslöser für Knibbeln

An den Beispielen können Sie feststellen, dass es manchmal auch **Verhaltensketten** gibt. Wenn Sophie entspannter und weniger hungrig von der Arbeit kommt, sieht der weitere Verlauf des Abends vermutlich anders aus. Hier führen kleine Einzelheiten, in einer typischen Reihenfolge, zum Knibbeln. Kennen Sie solche Verhaltensketten von sich selbst?

7.3 Stimuluskontrolle

Stimuluskontrolle (Stimulus = Reiz; also „Reizkontrolle") setzt sich aus **mehreren Schritten** zusammen, die Sie im Verlauf dieses Kapitels nacheinander durchlaufen.

1. Vorbereitung: Erkennen und Auswählen persönlicher Auslösereize.
2. Planung: Sammlung und Auswahl von Veränderungen und Schutzmaßnahmen.
3. Anwendung: Ausgewählte Veränderungen mindestens 3–7 Tage ausprobieren.
4. Verbesserung: Bisherigen Erfolg der Veränderung auswerten, vorgenommene Veränderungen ggf. weiter verbessern.
5. Auswertung: Nach ein bis zwei Wochen Anwendung der Veränderung, Entscheidung über Erfolg der Veränderung, entweder beibehalten oder verwerfen und andere Veränderungsstrategie auswählen (Schritte 2–5).

5 Schritte zur Stimuluskontrolle

7.3.1 Schritt 1: Vorbereitung

Durch das regelmäßige Führen Ihres Tagebuchs und der von Ihnen bereits ausgefüllten Knibbelanalysen beobachten Sie Ihr Knibbelverhalten bereits sehr umfassend.

❯ **Ziel**
Risikosituationen vorhersehen, um bereits frühzeitig handeln zu können. Dem Knibbeln einen Schritt voraus sein, um es gar nicht erst dazu kommen zu lassen.

Die folgenden Übungen helfen Ihnen dabei, **Risikosituationen** und **Frühwarnzeichen** von Knibbeln festzuhalten. So können Sie die individuellen Gesetzmäßigkeiten Ihres Knibbelns besser erkennen. Vielleicht gibt es eine bestimmte Reihenfolge mehrerer Handlungen, die bei Ihnen häufig zum Knibbeln führt.

Übung 9.1: Meine Risikosituationen – Teil 1 (Teil 2 folgt in ▶ Kap. 11: Mich für die Zukunft wappnen)
— Lesen Sie sich Ihre eigenen Knibbelanalysen von typischen Knibbelsituationen durch.
— Markieren Sie, welche Reize in diesen Situationen vorkommen und somit als Auslöser für das Knibbeln beteiligt sind. Über welchen Sinn nehmen Sie diese Reize vorwiegend wahr (z. B. Sehen, Fühlen, Riechen,

Übung 9.1: Meine Risikosituationen – Teil 1

Hören)? Oder sind es eher spezifische Reize der Situation beziehungsweise Ihrer Umgebung?

- Erstellen Sie eine Liste mit Ihren **typischen Risikosituationen und -zuständen.** Beschreiben Sie die Situation so konkret wie möglich anhand der folgenden Punkte:
  - Merkmale der Risikosituation (Tageszeit, Ort, Körperhaltung, etc.)
  - Was macht es mir leichter zu knibbeln?
  - Welche Gedanken gehen mir durch den Kopf?
  - Was fühlen Sie in diesem Moment?

Beispiel Sophie: Meine Risikosituationen – Teil 1

Risikosituation 1: Morgens im Bad fertigmachen

- Situation: Großer Spiegel; Zeit, da extra früh aufgestanden
- Gedanken: Über den bevorstehenden Tag und anstehende Aufgaben
- Gefühle: Lustlos, müde, manchmal angespannt

Risikosituation 2: Autofahren

- Situation: Blick im Rückspiegel, warten an roter Ampel; Haut gut erkennbar im Spiegel, nichts zu tun, Zeit überbrücken
- Gedanken: Keine, abwesend
- Gefühle: Unruhig, gelangweilt

Zunächst Knibbeln vorbeugen und vermeiden

Für viele Betroffene ist es besonders schwer, eine bereits begonnene Episode des Knibbelns aktiv zu unterbrechen. Das hat eine körperliche Ursache, denn durch die mechanische Beanspruchung der Haut ist die Sensibilität der Haut erhöht. Daneben sind auch psychologische Effekte dafür verantwortlich. Gedanken wie: „Jetzt habe ich schon mal angefangen…", „Jetzt ist es eh zu spät, dann kann ich auch gleich ordentlich knibbeln!", führen dazu, dass das Aufhören besonders schwerfällt (dazu später mehr in ▶ Kap. 8: Mich stoppen und ▶ Kap. 9: Mir hilfreiche Gedanken machen). Deshalb ist der Einsatz von **vorbeugenden Maßnahmen,** zur **Vermeidung** von Risikosituationen und Kontrollstrategien für erste Frühwarnzeichen, häufig eine bessere Strategie als die Erarbeitung von Abbruchstrategien während des Knibbelns.

7.3.2 Schritt 2: Planung

Sie haben in Ihrer Knibbelanalyse Reize und Situationen zusammengetragen und Ihre Risikosituationen schriftlich festgehalten, die als Auslöser und/oder Teil einer Verhaltenskette eine Rolle spielen. Das Ziel ist nun, diese auslösenden Reize und Situationen so zu verändern, dass sie als Auslöser für das Knibbeln **abgeschwächt** werden oder Knibbeln **unmöglich** wird.

Warnhinweis: Die mit * gekennzeichneten Punkte sollten nur angewandt werden, wenn Skin Picking Episoden nicht mehr so stark auftreten! Stumpfe Finger oder Gegenstände richten beim Bearbeiten der Haut größeren Schaden an als spitze Fingernägel oder Gegenstände.

> **Stimuluskontrolle funktioniert, wenn man die Umgebungseigenschaften so verändert, dass Knibbeln unwahrscheinlicher wird.**

Beispiele für Veränderungsstrategien zur Stimuluskontrolle finden Sie in den folgenden Tabellen. Hierbei können Sie an unterschiedlichen Punkten ansetzen: Reize bzw. Auslöser vermeiden (◘ Tab. 7.2), die Knibbelausführung erschweren (◘ Tab. 7.3) oder alternative Reize setzen (positiv, neutral, unangenehm; ◘ Tab. 7.4).

◘ **Tab. 7.2** Strategien zur Vermeidung von Reizen bzw. Auslösern, die an Knibbeln erinnern oder den Drang zu knibbeln auslösen

Situation	Beispiele
Anblick der eigenen Haut im Spiegel; Spiegel allgemein	– Spiegel abhängen oder vollständig übermalen; Milchglasfolie – Licht dimmen; indirektes, warmes Licht – Mit einem kleinen Handtaschenspiegel im Zimmer schminken (keine Vergrößerungsspiegel!) – Spiegel aus Handtasche oder Räumen entfernen – „Spiegelzeit" von wenigen Minuten festlegen und die Stoppuhr danach stellen
Anblick von Wunden oder Pickeln auf der Haut im Gesicht oder Hände/Arme/Beine	– Langärmelige Kleidung tragen – Pflaster auf „reife" Pickel oder Wunden kleben – Hautärztin/Kosmetiker aufsuchen, sich zu Akne und unreiner Haut beraten lassen – Hände: Zuhause Baumwollhandschuhe (aus Apotheke) tragen – Strumpfhosen tragen (bei Knibbeln an den Beinen)
Kleidung	– Baumwollkleidung tragen, enge Halsausschnitte (Dekolleté) – Keine kratzigen oder rauen Wollteile (Schals etc.) tragen – Unter Wollpullis Baumwoll-Langarmshirt tragen – Unter Winterhandschuhen Baumwollhandschuhe (aus Apotheke) tragen – Weichspüler verwenden
Körperpflege	– Frische Reinigungstücher verwenden – Ggf. kleine Waschschüssel in ein Zimmer ohne Spiegel holen – Wattepad mit Gesichtswasser zur Reinigung verwenden
Raue oder unebene Hautstellen ertasten	– Wundstellen regelmäßig mit Salbe eincremen, damit sie sich geschmeidig anfühlen und nicht trocken und rau werden – Hände regelmäßig mit fettfreier Creme eincremen, damit sie geschmeidig bleiben

◼ Tab. 7.3   Strategien, die das Ausführen der typischen Knibbelbewegungen erschweren

Alleine sein	– Türe zum Badezimmer beim Schminken etc. offenlassen – Sich zu jemand anderem setzen, um in den Spiegel zu schauen – Jemanden anrufen, per Videochat, oder sich verabreden – Stoppuhr für erlaubte Zeit alleine im Badezimmer stellen – Körperpflege, z. B. eincremen, in einem Raum durchführen, wo andere einen sehen können oder man sich beobachtet fühlt – Zum Lernen öffentliche Räume nutzen, wie Bibliothek, Café etc – Häufiger Situationen mit anderen Leuten aufsuchen, z. B. mit Mitbewohnern in der Küche, Cafés, Park etc – Sich vorstellen, jemand anderes sei mit im Raum, könne einen sehen; ggf. ein paar Sätze zur „anderen Person" sagen
Fingernägel als „Knibbelutensilien"	– Fingernägel so kurz wie möglich schneiden, täglich nachfeilen/schneiden* – Fingerkuppen mit Pflastern oder Tape zukleben (zu Hause)
Hilfsmittel (Pinzette, Schere, Nadeln, etc…)	– Hilfsmittel in Schrank mit Schlüssel einschließen, eingeweihter Person den Schlüssel geben, um kontrollierte Nutzung zur Körperpflege zu ermöglichen* – Hilfsmittel in einem Wassergefäß im Eisfach einfrieren, bei starkem Knibbeldrang muss dieses erst aufgetaut werden (verschafft Zeit, um den Drang auszuhalten, ggf. zu widerstehen)*
Im Auto	– Noppen auf das Lenkrad kleben, daran rumknibbeln – Gegenstände zur Beschäftigung der Hände griffbereit im Auto haben – Spiegel nicht verstellen, Spiegel in Deckenfach abkleben
Im Bett	– Nur ins Bett legen, wenn wirklich bereit zu schlafen; Lesen etc. auf andere Orte verlegen (z. B. Mitte des Sofas mit jemand anderem im Raum)
Sitzposition	– Armlehnen oder das Aufstützen des Kopfs/Gesichts auf Händen vermeiden, indem man in der Mitte des Sofas sitzt – Haare mit Handtuch oder Kopftuch abbinden, damit Hände nur an den Stoff und nicht an die Kopfhaut kommen – Im Schneidersitz in der Mitte des Raumes sitzen – Auf einem Ball sitzen; im Stehen arbeiten
Unbewusstes Knibbeln	– Eieruhr stellen, der von einem entfernt steht und in regelmäßigen Abständen klingelt und neu gestellt werden muss (z. B. auf der Fensterbank beim TV Schauen, auf dem Sofa an der anderen Seite der Wand) – „Denk-Barriere" an unbewusster Knibbelstelle anbringen (z. B. Pflaster etc., sodass man erinnert wird, wenn man sich berührt)
Unter der Dusche	– Ölige Seife verwenden (wenn die Haut dies verträgt), damit sich die Haut glatt und rutschig anfühlt – Licht dimmen

Übung 9.2: Meine Risikosituationen verändern

Übung 9.2: Meine Risikosituationen verändern

— Überlegen Sie für jede Ihrer typischen Risikosituationen, wie Sie diese Situation vermeiden können und was Sie anders machen können, kurz bevor Sie mit dem Knibbeln beginnen.

◨ Tab. 7.4 Möglichkeiten alternative Reize zur Ablenkung zu setzen

Positive, angenehme Reize; nicht knibbelbezogen

Hände beschäftigt halten	– Handschmeichler in den Händen halten – Massage oder Knetball in den Händen halten/kneten – Mit dem Handy spielen – Glatte Oberfläche ertasten, z. B. kühler, glatter Stein, Nektarine, o. ä – Mani- und/oder Pediküre
Entspannung/Ablenkung	– Gemütlich einen Kaffee/Tee trinken – Spazieren gehen – Sich bewegen (Fahrradfahren etc.) – Jemanden anrufen, über etwas nicht Knibbelbezogenes sprechen – Dinge im Kopf aufzählen: Primzahlen auflisten, 16 Bundesländer oder 50 Staaten der USA auflisten etc.
Motivation und positiver Zuspruch	– Sich von jemandem für kleine Erfolge loben lassen – Sich selbst laut loben – Sich selbst eine Belohnung gönnen (z. B. ein Eis etc.) – Klebezettel mit Erinnerungen an Gegenbewegung oder motivierenden Sätzen sichtbar anbringen, z. B. auf der Fernbedienung, als Bildschirmhintergrund am Handy, am PC… – Fotos von sich aufhängen, auf denen man sich hübsch findet – Im Kalender für „erfolgreiche Tage" ein Häkchen machen oder einen Smiley malen

Neutrale Reize; knibbelbezogen

Knibbelähnliche Bewegung, um zumindest ein wenig knibbeln zu können und die Hände beschäftigt zu halten	– An den Rändern der aufgeklebten Pflaster knibbeln; Tape oder Pflaster von der Haut puhlen (ohne diese dabei zu verletzen), dann direkt neue aufkleben; Luftpolsterfolie zerdrücken – Hautstellen mit fettfreier Creme eincremen – An unebener Oberfläche rumpuhlen, z. B. Avocado, Nüsse knacken, Luftpolsterfolie – An einem Stück Leder rumkratzen/knibbeln – An einem sog. Koosh-Ball rumzupfen – An einem Schlüsselbund mit vielen Anhängern herumspielen – Eine vertraute Person anrufen und aktuelle Schwierigkeiten berichten oder Wunsch nach Ablenkung äußern

Unangenehme Reize; nicht knibbelbezogen

Ablenkung der Aufmerksamkeit auf etwas Anderes; Reiz setzen, als Reaktion auf unangenehmes Dranggefühl/ um „Energie" abzulassen	– Etwas Scharfes essen (z. B. scharfes Bonbon, Jalapeño) – Kalt abduschen – Hände/Arme mit kaltem Wasser abspülen (fühlen sich danach steif und ungelenkig an) – Kühlpack (mit Tuch dazwischen!) auf die Haut legen

Beispiel Sophie: Meine Risikosituationen verändern

Risikosituation 1: Morgens im Bad fertigmachen

— **Vermeidung der Situation:** Nicht vorm großen Spiegel stehen, Vergrößerungsspiegel weglassen.

— **Veränderung der Situation:** Schöne Musik anmachen, über schöne Dinge nachdenken, z. B. den nächsten Urlaub; mich in einem anderen Zimmer mit kleinem Handtaschenspiegel schminken.

Risikosituation 2: Autofahren
- **Vermeidung der Situation:** Nicht möglich.
- **Veränderung der Situation:** Hände während der Wartezeit im Auto beschäftigt halten, z. B. einen Knautschball kneten, mit meinem Schlüsselbund herumspielen, Handschuhe anziehen.

Damit die Strategie möglichst hilfreich ist, sollte die ausgewählte Veränderung **mindestens eines** der folgenden Merkmale erfüllen:
- **Vermeidung** von inneren oder äußeren Reizen (Situationen), die Knibbeldrang auslösen
- Knibbeln sollte durch die Maßnahme **schwieriger, aufwendiger** und/oder **beschwerlicher** werden (vor allem für unbewusstes Knibbeln)
- **Aufmerksamkeit** für unbewusstes Knibbeln erhöhen (wie bei einem Rauchmelder, der frühzeitig dafür sorgt, dass sich kein Feuer entzündet)

Zusätzlich sollte die ausgewählte Strategie
- wirklich durchführbar und in Ihrem Alltag **leicht umsetzbar** sein
- im Alltag Sie und andere Personen, in Ihrem persönlichen Ablauf **möglichst nicht stören**

Nehmen Sie sich nur Veränderungen vor, die Ihnen auch in der Situation angemessen erscheinen. Um das Knibbeln zu erschweren oder ganz zu verhindern gibt es viele verschiedene Ansatzpunkte. Überlegen Sie, wie Sie die Situation, den Ablauf, den Ort oder Ihre Körperhaltung ändern können, damit Sie weniger Knibbeldrang empfinden und das Knibbeln erschwert wird. Für beinahe jeden Auslöser gibt es eine Möglichkeit, diesen zu entschärfen oder so zu verändern, dass er weniger schadhaft ist. Manchmal geht es darum, einen bestimmten Reiz zu entfernen (z. B. Abhängen des Spiegels), manchmal können auch andere Gegenstände hilfreich sein (z. B. Knetball, Noppen/Massageball, „Koosh-Ball" zur Beschäftigung der Hände).

Übung 10: Mein
Stimuluskontroll-Plan

Übung 10: Mein Stimuluskontroll-Plan
- Beginnen Sie zunächst mit einer Ihrer typischsten Knibbelsituationen.
- Wählen Sie für sich persönlich passende Strategien zur Veränderung dieser Situation aus den Tabellen aus. Ergänzen Sie eigene Strategien, die nicht in den Tabellen aufgeführt sind.
- Wählen Sie diejenigen Veränderungen, die Ihnen aktuell besonders erfolgversprechend erscheinen. Versuchen

Sie, auf mehreren Ebenen anzusetzen, also beispielsweise etwas an der Situation, dem Ablauf und Ihrer Körperhaltung zu verändern. Wie können Sie Ihre Hände mit einer angenehmen Tätigkeit beschäftigt halten?

- Planen Sie beim ersten Mal ca. 1 bis 3 Veränderungen für eine Risikosituation.
- Notieren Sie sich Ihren Plan wie folgt: Datum, Beginn der Veränderung, Beschreibung der Knibbelsituation (typische Auslöser), 1–3 ausgewählte Strategien zur Stimuluskontrolle, um Knibbeln zu verhindern.

Wichtig: Die von Ihnen vorgenommenen Veränderungen bedeuten nicht, dass Sie von nun an nie wieder entspannt auf dem Sofa liegen oder in Ihren Badezimmerspiegel schauen sollen. Wenn die Veränderungen wirksam sind und die Häufigkeit/der Drang Ihres Knibbelns nachlässt, können Sie nach und nach die Veränderungen, bei denen Sie etwas vermeiden (z. B. die Arme aufstützen), wieder zurücknehmen. Es soll also nicht für immer so sein. Angenehme und hilfreiche Veränderungen dürfen natürlich beibehalten werden.

> **Aber Vorsicht**
> **Bitte nicht zu früh die durchgeführten Knibbelstopp-Strategien vernachlässigen! Mehr dazu erfahren Sie in ▶ Kap. 11 (Mich für die Zukunft wappnen), in dem es um Rückfallvorsorge gehen wird.**

7.3.3 Schritt 3: Anwendung

- Wenden Sie die von Ihnen notierten Strategien mindestens **drei Tage** lang durchgehend an.
- Bewerten Sie nach drei Tagen das Ausmaß der Veränderung auf Ihr Knibbelverhalten, auf einer Skala von 0 bis 10 (0 = keine Veränderung, genauso viel geknibbelt wie vorher; 10 = starke Veränderung, kein Knibbeln in dieser Situation).

> **Auch, wenn Sie am ersten Tag das Gefühl haben sollten, die geplante Veränderung würde Ihnen nicht helfen, halten Sie die Veränderungen trotzdem weiterhin aufrecht. Überprüfen Sie nach drei vollen Tagen, wie Sie Ihre Veränderungsstrategie noch verbessern können.**

7.3.4 Schritt 4: Verbesserung

- Überprüfen Sie nach den ersten drei Tagen, ob es etwas gibt, das Sie an dieser Veränderung noch verbessern können, damit sie Ihnen noch besser hilft.
- Behalten Sie die geplante Veränderung immer für **mindestens eine Woche** bei.
- Bewerten Sie die Veränderung Ihres Knibbelverhaltens nach ca. einer Woche erneut (Skala von 0 bis 10).

> **Um wirklich zu wissen, ob eine Strategie tatsächlich hilfreich ist, sollten Sie diese mindestens eine Woche lang konsequent einhalten und ausprobieren, gerne auch etwas länger.**

7 Bewertung der Stimuluskontroll-Strategie

Wie sehr hat Ihnen die angewandte Strategie geholfen, Situationen zu verändern, die normalerweise Knibbeln ausgelöst haben? In der aufgeführten Auflistung sehen Sie, wie Sie jeweils weiter vorgehen können.

- Strategie hat **gut** geholfen (Skala 8–10) = weniger erlebter Knibbeldrang; weniger Möglichkeiten, tatsächlich zu knibbeln: Behalten Sie diese hilfreiche Strategie **weiterhin konsequent** bei. Wählen Sie ggf. zusätzliche Veränderungsstrategien aus (Wiederholung der Schritte 2 bis 4 für jede neue Strategie).
- Strategie hat **teilweise** geholfen (Skala 4–7) = etwas weniger erlebter Knibbeldrang; teilweise weniger Möglichkeiten, tatsächlich zu knibbeln: Überlegen Sie, inwiefern Sie die Strategie **überarbeiten** können. Was können Sie verändern, damit diese Strategie besser hilft? Überprüfen Sie, inwieweit eine Anpassung dieser Veränderungsstrategie besser wirksam ist.
- Strategien haben **nicht** geholfen (Skala 0–3) = genau so viel Knibbeldrang wie vorher; Knibbeln weiterhin möglich und geschehen: Wenn Sie einer Veränderung genug Zeit gegeben haben und sie Ihnen gar nicht oder kaum geholfen hat, **verwerfen** Sie diese. Probieren Sie eine **andere** Veränderung aus Ihrer Liste aus und **wiederholen** Sie die Schritte 2 bis 4.

Wir empfehlen Ihnen, erst weiterzulesen, wenn Sie die fünf Schritte der Stimuluskontroll-Technik einmal komplett durchlaufen haben. Nehmen Sie sich hierfür mindestens eine Woche Zeit. Jedem Ansatz zur Veränderung sollte man immer ausreichend Raum und Zeit geben, um sicher zu wissen, wie wirksam dieser für einen selbst ist.

Veränderungen beibehalten!

Während Sie die folgenden Kapitel lesen und die nächsten Übungen machen, achten Sie weiterhin auf typische Auslöser in Knibbelsituationen und überlegen Sie, wie Sie diese entschärfen können. Behalten Sie hilfreiche Strategien bei und überprüfen Sie in regelmäßigen Abständen die Einhaltung und Wirksamkeit dieser Strategien.

7.4 Zusammenfassung: Mir (Knibbel-)Freiräume schaffen

Weiter so! Sie können nun Auslöser für Knibbeldrang oder Knibbeln vermeiden und verändern (Stimuluskontrolle). Im nächsten Kapitel geht es um Abhilfe bei akutem Knibbeldrang (Knibbel-Gegenbewegung).

- Ich erkenne für mich typische Knibbelsituationen.
- Ich habe Strategien zur Veränderung von Auslösereizen ausgewählt.
- Ich habe die ausgewählte Veränderung für mindestens eine Woche angewandt.
- Ich habe nach einer Woche die angewandte Veränderung reflektiert, diese ggf. überarbeitet und verbessert.
- Ich notiere mein Knibbelverhalten so regelmäßig wie möglich.

Weiterführende Literatur

Bohne A (2009) Trichotillomanie. Hogrefe, Göttingen
Capriotti MR, Ely LJ, Snorrason I, Woods DW (2015) Acceptance-enhanced behavior therapy for excoriation (skin-picking) disorder in adults: a clinical case series. Cogn Behav Pract 22:230–239. ▶ https://doi.org/10.1016/j.cbpra.2014.01.008
Franklin ME, Tolin DF (2007) Treating trichotillomania: cognitive-behavioral therapy for hairpulling and related problems. Springer, New York
Trichotillomania Learning Center (2010) Virtual professional training insitute: practical training in the treatment of trichotillomania, skin picking and related body-focused repetitive behaviors [DVD]. Trichotillomania Learning Center, Santa Cruz
Vollmeyer K, Fricke S (2012) Die eigene Haut retten. Hilfe bei Skin-Picking. Balance-Ratgeber, Köln
Woods DW, Twohig MP (2008a) Trichotillomania: an ACT-enhanced behavior therapy approach. Therapist guide. Oxford University Press, New York
Woods DW, Twohig MP (2008b) Trichotillomania: an ACT-enhanced behavior therapy approach. Workbook. Oxford Universtiy Press, New York

Mich stoppen

© Springer-Verlag GmbH Deutschland, ein Teil von Springer Nature 2020
L. M. Mehrmann und A. L. Gerlach, *Ratgeber Skin Picking*,
https://doi.org/10.1007/978-3-662-60469-4_8

Wenn Sie dieses Kapitel gelesen und die Aufgaben bearbeitet haben, ...

- wissen Sie, was Habit Reversal Training (HRT; Deutsch: Training zur Gewohnheitsumkehr) ist.
- haben Sie für sich passende Übungen zur Gewohnheitsumkehr (Knibbel-Gegenbewegung) erstellt.
- haben Sie diese Übungen für mindestens sieben Tage angewandt und herausgefunden, welche Ihnen gut helfen.

In den ersten Kapiteln des Ratgebers haben Sie Ihr Knibbelverhalten intensiv beobachtet und sich auf eine Veränderung Ihres Verhaltens vorbereitet. Eine Knibbelstopp-Strategie zur Veränderung bestimmter Risikosituationen haben Sie im vorherigen Kapitel kennengelernt. Behalten Sie Ihre Stimuluskontroll-Veränderungen auch während der nächsten Kapitel und Übungen bei. In diesem Kapitel lernen Sie die Knibbel-Gegenbewegung als Strategie bei akutem Knibbeldrang kennen.

> **Habit Reversal Training (deutsch: Training zur Gewohnheitsumkehr)**
>
> Bei Knibbeldrang wird das Knibbeln mit der Durchführung einer, mit dem Knibbeln nicht vereinbaren, Bewegung (Gegenbewegung) verhindert.

Wie bei einem Fußballspiel ist das Ziel nicht nur, den Ball gar nicht erst in den eigenen Strafraum zu lassen (Stimuluskontrolle), sondern ihn im Fall der Fälle spätestens kurz vorm eigenen Tor abzuwehren (Habit Reversal Training).

8.1 Gegen den Strom schwimmen

Das Habit Reversal Training, kurz HRT, gibt es bereits seit 1973. Zwei amerikanische Therapeuten (Nathan Azrin und Robert Nunn) entwickelten HRT zur Behandlung erlernter, aber ungünstiger Verhaltensgewohnheiten. HRT wird bei vielen unterschiedlichen Verhaltensgewohnheiten erfolgreich angewandt, beispielsweise bei der Behandlung von Tics, beim Nägelkauen oder beim wiederkehrenden Haareausreißen (Trichotillomanie).

Wirksamkeit von HRT wissenschaftlich erwiesen

Die gute Wirksamkeit von HRT bei Skin Picking wurde über mehrere Studien nachgewiesen. Im Folgenden erklären wir Ihnen, wie und warum HRT wirkt und wie Sie es für sich persönlich nutzen können.

8.2 Habit Reversal Training

Ziel des HRT ist ungünstiges Verhalten, mittels einer Gegenbewegung, zu verhindern. Dazu üben Sie eine Bewegung ein, die mit dem gewohnten, ungünstigen Verhalten **unvereinbar** ist. Durch die **gezielte Anspannung** der entgegengesetzten Muskeln kommt es zu einem Abbau der Anspannung. Sie verhindern damit die Bewegungsausführung.

Durch die wiederholte und regelmäßige Ausübung dieser Gegenbewegung wird eine günstigere Reaktion erlernt. Dies schwächt die Verknüpfung zwischen dem Drang zu knibbeln und der Bewegung, um diesem Drang nachzugeben. Sie werden feststellen, dass mit genügend Zeit das unangenehme Dranggefühl ganz ohne die tatsächliche Knibbel-Handlung nachlässt.

HRT setzt sich aus mehreren Schritten zusammen, die Sie im Verlauf dieses Kapitels nacheinander durchlaufen können.

1. **Aufmerksamkeitstraining:** Dient der Verbesserung der Wahrnehmung des Knibbeldrangs
2. **Knibbel-Gegenbewegung:** Auswahl und Einübung einer mit dem Problemverhalten unvereinbaren Bewegung (Knibbel-Gegenbewegung).
3. **Umsetzung:** Anwendung der Knibbel-Gegenbewegung in einer einzelnen bestimmten Situation, wenn Knibbeldrang besteht.
4. **Erweiterung:** Einsatz der Knibbel-Gegenbewegung in allen relevanten Auslöser-Situationen.

8.2.1 Schritt 1: Aufmerksamkeitstraining

Durch Ihr regelmäßig geführtes Tagebuch, der ausgefüllten Knibbelanalysen und den zusammengetragenen Risikosituationen beobachten Sie Ihr persönliches Knibbelverhalten bereits sehr ausführlich. Im Folgenden geht es noch genauer um die **ersten Anzeichen** von Knibbeln, den Impuls oder Drang zu Knibbeln, also das Gefühl unmittelbar vor dem Knibbeln.

Die folgenden Fragen sollen Ihnen dabei helfen, Ihren Knibbeldrang genau zu beschreiben, also das Gefühl noch bevor Sie tatsächlich anfangen, Ihre Haut zu bearbeiten. Manchmal ist dieser Drang ganz deutlich spürbar, manchmal passiert das Knibbeln vielleicht wie automatisch – ohne, dass Sie vorher Gedanken an Knibbeln oder damit verknüpfte Empfindungen hatten. Ziel ist die Verbesserung der Wahrnehmung des Drangs zu knibbeln.

Das Vorgefühl

8

Übung 11: Knibbeldrang

Bitte beantworten Sie folgende Fragen zu Ihrem Knibbeldrang so ausführlich wie möglich. Falls es Ihnen schwerfällt, achten Sie in den nächsten Tagen verstärkt auf das Dranggefühl und versuchen Sie dann, die Fragen zu beantworten.

- Wie fühlt es sich an, wenn Sie merken, der Drang zu Knibbeln kommt auf?
- Welche ersten Anzeichen für Knibbeldrang nehmen Sie wahr?
- Wo im Körper können Sie den Drang als erstes spüren?
- Woran erkennen Sie den Drang zu knibbeln?
- Fühlt sich der Knibbeldrang immer gleich an?
- Wenn sich das Dranggefühl unterschiedlich anfühlt, in welchen Situationen verändert es sich?
- Wie verändert sich der Drang zu knibbeln über den Zeitverlauf, wenn er einmal aufgekommen ist?
- Was unterscheidet einen schwachen, kontrollierbaren Drang von einem unwiderstehlichen Drang zum Bearbeiten der Haut?

Beispiel Sophie: 1. Knibbeldrang morgens im Badezimmer

Wenn ich eine Hautunreinheit sehe oder spüre, dann muss ich die ganze Zeit daran denken und habe das Gefühl, alle Leute schauen direkt darauf. Das ist dann ein seltsames Gefühl auf der Haut, auch wenn es von außen kaum zu sehen ist. Wenn ich morgens oder abends vorm Spiegel stehe, dann möchte ich, dass meine Haut makellos aussieht. Dann gehört das Knibbeln einfach zum Ritual rund um die Pflege der Gesichtshaut (auch wenn ich damit mein Ziel nicht erreichen kann). So richtige Anzeichen vorher gibt es nicht wirklich. Sobald ich einen Pickel ausgedrückt habe oder gesehen habe, dass aus den Mitessern was rausgekommen ist, fühlt es sich besser an. Ist wie ein kleines Erfolgserlebnis. Aber dann kann ich oft nicht aufhören und suche weiter die Haut nach möglichen Stellen ab oder versuche auch aus den weiter unten gelegenen Hautschichten etwas herauszuholen.

Beispiel Sophie: 2. Knibbeldrang beim Autofahren

Beim Autofahren spüre ich irgendwie Unruhe. Ich bin dann ungeduldig und will, dass es weitergeht. Meistens habe ich unterwegs Zeitdruck und bin angespannt oder ich habe „zu viel" Zeit und fühle mich gelangweilt. Der Drang fühlt sich in solchen Situationen mehr wie eine Unruhe in den Fingern an. Normalerweise nehme ich dann das Handy in die Hand, um mich abzulenken, aber im Auto geht das nicht. Deshalb knibble ich dann oft, weil ich gerade nicht weiß, was ich sonst machen soll. Der Drang zu knibbeln ist dann auch wieder weg, sobald es weitergeht, also z. B., wenn die Ampel grün wird und ich wieder eine Beschäftigung habe.

8.2.2 Schritt 2: Knibbel-Gegenbewegung

HRT bei Tic-Störungen

Kinder mit einer Tic-Störung leiden darunter, dass sie einen Drang verspüren, eine bestimmte sinnlose Bewegung auszuführen, z. B. den Kopf ruckartig auf die rechte Seite zu neigen. Dies einmal zu tun ist kein großes Problem, aber stellen Sie sich vor, der Person passiert dies 8000 Mal am Tag. Für solche Probleme hat es sich bewährt, immer dann, wenn Betroffene merken, dass der Drang zum Kopfneigen aufkommt, das Gegenteil zu tun. In dem Beispiel hier, den Kopf langsam nach links zu neigen. Zum einen wird dadurch der rechte Muskel entspannt, zum anderen kann dieser nicht arbeiten, wenn der linke Muskel angespannt ist. Interessanterweise vergeht nach einiger Zeit der Drang, den Kopf ruckartig nach rechts zu neigen. Beim Haareausreißen könnte die Gegenbewegung zum Beispiel darin bestehen, die Hände vom Köper weg gerichtet auszustrecken und dabei die Finger so weit wie möglich zu spreizen.

Dieses Vorgehen übertragen wir nun auf Ihr Skin Picking. Dabei muss die von Ihnen gewählte Handlung mit den Bewegungen beim Bearbeiten der Haut **unvereinbar** sein. Die Idee auch hier: Solange Sie die Knibbel-Gegenbewegung ausführen, können Sie nicht gleichzeitig an Ihrer Haut knibbeln. Wenn man lange genug wartet, kann der Drang zu knibbeln langsam weniger werden oder sogar ganz verschwinden. Natürlich braucht man dafür **viel Übung.** Unsere Erfahrung zeigt: Es lohnt sich, Zeit für wiederholtes Üben zu investieren!

HRT bei Tic-Störungen – Fortsetzung

Die Person, die 8000 Mal am Tag den Kopf ruckartig nach rechts drehte, ist ein echter 14-jähriger Patient. Nach drei Wochen Üben hat er diese Bewegung nur noch durchschnittlich 12 Mal am Tag durchführen müssen.

Ihre Knibbel-Gegenbewegung sollte folgende Eigenschaften erfüllen:
- Sie ist **unvereinbar** mit Ihrer Körperhaltung und den typischen Bewegungen beim Knibbeln (Gegenteil des Knibbelns)
- Sie kann **so** oft **wie nötig** ausgeführt werden
- Sie ist über einen **längeren** Zeitraum (ca. 3 min lang bzw. bis der Drang nachlässt) ausführbar

◘ Tab. 8.1   Mögliche Knibbel-Gegenbewegungen

Auffällige, sehr wirkungsvolle Handlung	– Hände zu Fäusten ballen unter Anspannung der Hand-, Unter- und Oberarm-muskulatur; dabei die Fäuste vor dem Bauch geballt (rechtwinklige Beugung von Unter- zu Oberarm, die beiden Fäuste berühren sich bzw. können zusätzlich gegeneinandergepresst werden) – Arme vom Körper weghalten (durchstrecken), Finger unter Anspannung so weit wie möglich spreizen
Unauffälligere Bewegungen	– Hände (kräftig, mit Muskelanspannung) wie zum Gebet falten – Hände zur Faust ballen (dabei den Daumen entweder auf den Zeigefinger drücken oder den Daumen in der Mitte fest zusammendrücken)
Handhaltung	– Hände in die Jacken- bzw. Hosentaschen stecken und zu Fäusten ballen – Beim Autofahren das Lenkrad fest umschließen
Armhaltung	– Arme verschränken (unter Muskelspannung, mit geballten Fäusten) – Arme unter Anspannung an die Seiten nach unten anlegen (ggf. Hände zu Fäusten ballen)
Hilfsmittel	– Buch kräftig festhalten – Handy kräftig mit beiden Händen festhalten – Armlehnen fest umschließen – Stift kräftig umschließen und in der Hand halten

Im Folgenden wählen Sie eine Handlung aus, die mit Ihrem Problemverhalten unvereinbar ist.

Übung 12: Knibbel-Gegenbewegung auswählen

Übung 12: Knibbel-Gegenbewegung auswählen

Lesen Sie sich die ◘ Tab. 8.1 mit möglichen Gegenbewegungen bei Knibbeldrang durch. Überlegen Sie, welche Bewegung für Sie mit dem Knibbeln unvereinbar ist. Ergänzen Sie gerne auch eigene Ideen, die nicht in der Liste aufgeführt sind. Bei allen Bewegungen ist es auch möglich, pumpende Bewegungen zu machen, also zwischen An- und Entspannung hin und her zu wechseln. Die Anspannung muss nicht besonders stark, aber eindeutig sein.

Übung 13: Trockenübung ohne Knibbeldrang

Übung 13: Trockenübung ohne Knibbeldrang

Führen Sie Ihre ausgewählte Knibbel-Gegenbewegung **mehrmals täglich** zu einem festen Zeitpunkt aus, um die problemlose Anwendung zu üben. Beginnen Sie zunächst mit der direkten Gegenbewegung, also zum Beispiel die Hände weg vom Körper halten und die Finger spreizen. Üben Sie anfangs nur im Privaten Ihre Gegenbewegung, dann kann dies auch ruhig eine auffällige Bewegung sein. Nehmen Sie sich **mindestens 15 min** Zeit, um die Bewegung immer wieder, für jeweils 3–5 min auszuführen. Machen Sie Lockerungsübungen zwischen den Blöcken (3 Blöcke à 3–5 min)).

8.2.3 Schritt 3: Umsetzung

 **Ziel**
Erstellen Sie Ihren eigenen Plan zur Anwendung einer mit Skin Picking unvereinbaren Bewegung (Knibbel-Gegenbewegung) und der Durchführung von Übungen hierzu.

Wählen Sie eine einzelne und für Sie typische Risikosituation aus, in der Sie die Knibbel-Gegenbewegung ab sofort **konsequent und so frühzeitig wie möglich** als Reaktion auf Knibbeldrang einsetzen. Falls Ihre Knibbel-Gegenbewegung eine auffällige Bewegung ist, wählen Sie am besten als erstes eine Risikosituation aus, in der Sie unbeobachtet sind.

Übung 14: Gegenbewegung bei Knibbeldrang
1. Führen Sie die Bewegung bei aufkommendem Knibbeldrang für mindestens eine Minute aus.
2. Halten Sie die Anspannung am besten für ca. drei Minuten (1. Block).
3. Bei anhaltendem Drang führen Sie mehrere Blöcke, mit zwischenzeitlichen kurzen Muskellockerungen, aus.

Üben Sie, mit Ihrer ausgewählten Knibbel-Gegenbewegung, **mindestens 10 Mal** in Ihrer ausgewählten Risikosituation.

Übung 14: Gegenbewegung bei Knibbeldrang

Das häufige Ausführen der Knibbel-Gegenbewegung kann in den ersten Tagen zu einem leichten Muskelkater führen, welcher bei anhaltendem Training zurückgeht.

8.2.4 Schritt 4: Erweiterung

Übung 15: Gegenbewegung im Alltag einsetzen
Nachdem Sie Ihre Knibbel-Gegenbewegung konsequent in einer unbeobachteten Risikosituation angewandt haben (mind. 10 Mal), können Sie die Übungen nun auf eine weitere Situation ausweiten. Gehen Sie hierbei schrittweise vor! Erweitern Sie die Situationen zur Anwendung erst, wenn sich die Knibbel-Gegenbewegung in den bisher trainierten Situationen deutlich gefestigt hat. Wenn für andere Risikosituationen eine unauffälligere Bewegung notwendig ist, dann üben Sie zunächst mit der unauffälligen Bewegung in Ihrer ersten Risikosituation.

Übung 15: Gegenbewegung im Alltag einsetzen

Beim Einsatz der Gegenbewegungen gilt zunächst der Grundsatz: „Weniger ist mehr." Es ist besser, die Knibbel-Gegenbewegung in **einer** ausgewählten Situation **konsequent** auszuführen, als die Bewegung in allen Auslösesituationen auszuführen, dafür aber nicht regelmäßig oder inkonsequent.

Beispiel Sophie: Gegenbewegung im Alltag einsetzen

Meine zwei Gegenbewegungen, die ich ausgewählt habe, sind das Anspannen der Arme, während ich die Arme seitlich am Körper nach unten halte. Die Finger spreize ich dabei so weit wie möglich auseinander. Die Bewegung mit den Armen und den gespreizten Händen habe ich zunächst ein paar Mal zu Hause vorm Spiegel geübt. Dabei kam ich mir anfangs etwas komisch vor, aber ich war erstaunt über die Müdigkeit in meinen Arm- und Handmuskeln danach. Anschließend habe ich versucht die Gegenbewegung morgens im Badezimmer anzuwenden. Meistens habe ich die Bewegung dann auch mit dem Verlassen des Badezimmers verbunden. Das fällt mir besonders schwer, weil meine Gesichtshaut dann unbearbeitet bleibt und ich tagsüber das Gefühl habe, alle achten auf meine unreine Haut. Am schönsten ist es, wenn ich durch eine kurze Badezimmer-Zeit morgens mehr Ruhe habe, meinen Kaffee zu trinken und mich erholter auf den Weg zur Arbeit machen kann.

8.3 Zusätzliche Tipps und Anregungen

- Helfen Sie sich selbst dabei, sich an Ihre Knibbel-Gegenbewegung zu erinnern! So können Sie z. B. am Ort Ihrer ausgewählten Risikosituation Klebezettel befestigen. Ein kleiner Klebezettel mit einer abgebildeten Faust an der Fernbedienung des TVs, eine Nachricht mit einem dicken Folienstift für den Blick in den Spiegel.
- Sollten Sie an Ihrer Haut geknibbelt haben, führen Sie im Anschluss dennoch die Knibbel-Gegenbewegung aus. So stellen Sie eine Verbindung zwischen dem Knibbeln und der Knibbel-Gegenbewegung her. Das nächste Mal gelingt es Ihnen dann vielleicht schon etwas eher.
- Während der Übungen für die Knibbel-Gegenbewegung und auch später bei der Anwendung in tatsächlichen Drangmomenten sprechen Sie laut aus (oder in Ihrem Kopf), was Sie dabei denken. Beschreiben Sie, was Sie gerade machen, in welchen Schritten Sie dabei vorgehen und wie Sie sich dabei fühlen. Das mag sich vielleicht am Anfang komisch anfühlen, hilft Ihnen aber auch beim umfassenden Lernen des neuen günstigeren Verhaltens!
- **Belohnen Sie sich!** Zunächst für das Üben Ihrer Knibbel-Gegenbewegung und später für die Anwendung

der Bewegung in Risikosituationen. Kleben Sie zum Beispiel für jeden Tag, an dem Sie die Bewegung angewandt haben, einen Aufkleber in den Kalender oder malen Sie sich ein Smiley. Klopfen Sie sich einfach selbst mal auf die Schulter. Wer an sich arbeitet und trainiert, verdient Wertschätzung und Belohnung. Gönnen Sie sich für die ersten Erfolge etwas Schönes, z. B. eine Tasse Kaffee in Ihrem Lieblings-Café oder einen Kinobesuch.

8.4 Mögliche Schwierigkeiten

„Mir gelingt es noch nicht, mit der ausgeführten Knibbel-Gegenbewegung dem Drang zu widerstehen. Was kann ich tun?"

Machen Sie sich die Vor- und Nachteile Ihrer Verhaltensänderung noch einmal bewusst. Gehen Sie dafür zurück zu ▶ Kap. 5 (Mich motivieren). Wählen Sie eine Alternative aus, die Sie vielleicht besser an die Situation anpassen können, z. B. die Hände auseinander halten, damit nicht die eine Hand beginnt, an der anderen zu knibbeln oder die Hände so weit weg vom Gesicht wie möglich zu halten. Auch wenn Sie gerne schneller Erfolge sehen würden, bauen Sie die Übungen **schrittweise** auf.

1. Mehrfach **tägliches** Üben der Knibbel-Gegenbewegung, zu einer festen Uhrzeit.
2. Knibbel-Gegenbewegung nur in **einer** typischen Auslösesituation anwenden.
3. Wenn die Anwendung der Knibbel-Gegenbewegung in dieser Situation gut gelingt, **langsam** auf andere Situationen ausweiten.

„Eigentlich könnte ich dauerhaft meine Knibbel-Gegenbewegung ausführen, weil ich beinahe beständig den Drang zu knibbeln verspüre. Wie gehe ich mit ständigem Drang um?"

- Am Anfang haben Sie vielleicht das Gefühl, dass Sie die Knibbel-Gegenbewegung beinahe durchgehend ausführen müssten. Beziehen Sie sich bei der Anwendung der Bewegung auf eine spezifische Auslösesituation. Führen Sie die Knibbel-Gegenbewegung zunächst **nur** in dieser typischen Situation aus. Wenn Ihnen die Knibbel-Gegenbewegung in einer Risikosituation hilft, nicht zu knibbeln, dann haben Sie bereits sehr viel erreicht!
- Erst wenn sich in dieser Situation die Anwendung der Knibbel-Gegenbewegung ausreichend verfestigt hat, kann die Bewegung gegen das Knibbeln auch auf andere Situationen ausgeweitet werden. Geben Sie sich dafür ruhig viel Zeit. So eine große Verhaltensänderung braucht Zeit, Mühe und regelmäßiges Üben.

- Wir sind ehrlich, es klappt leider nicht von einem Tag auf den anderen. Es ist noch kein Meister vom Himmel gefallen und das trifft sicher auch auf das Aufhören mit dem Knibbeln zu.

„Es hat am Anfang funktioniert, jetzt nicht mehr."

- Wenn erste Verbesserungen eintreten, denkt man nicht mehr so sehr an das Knibbeln und der Fokus auf das Dranggefühl lässt nach. Das ist einerseits genau die positive Wirkung, die Sie mit den Übungen erreichen wollen.
- Allerdings ist es für eine langanhaltende Veränderung der Gewohnheit wichtig, dass Sie auch bei ersten Veränderungen „am Ball bleiben" und weiterhin Ihr Knibbelverhalten beobachten und auf ein aufkommendes Dranggefühl achten.
- Vergegenwärtigen Sie sich immer wieder die Übungen, etwa mit kleinen Erinnerungsstützen (siehe ▶ Abschn. 8.3: Zusätzliche Tipps und Anregungen), und führen Sie die Übungen konsequent weiter aus. Gerade dann, wenn Sie das Gefühl haben, Ihr Knibbeln ist deutlich besser geworden.

„Nachdem ich versucht habe, die Knibbel-Gegenbewegung in anderen Situationen anzuwenden, hat es nicht mehr funktioniert."

- Gehen Sie bei der Erweiterung der Situationen schrittweise vor. Immer erst eine konkrete Situation mit hinzunehmen und dabei die Bewegung ausführen. Gehen Sie hierbei lieber zu langsam als zu schnell vor.
- Wenn Ihnen die Anwendung der Knibbel-Gegenbewegung in manchen Situationen bereits gut gelingt und Sie dann dem Drang nicht nachgeben, dann haben Sie schon sehr viel erreicht!
- Wählen Sie die Situationen ganz konkret aus, also beschreiben Sie diese so detailliert wie möglich, damit die Auswahl auch wirklich eingeschränkt bleibt.
- Wenn Sie merken, es gelingt Ihnen auch in den ersten Situationen nicht mehr so gut wie am Anfang, dann reduzieren Sie die Anzahl der Situationen wieder. Gehen Sie zurück zur ersten Situation und führen nur dabei die Knibbel-Gegenbewegung aus. Bauen Sie dann langsam wieder die Anwendung in weiteren Situationen aus.

8.5 Zusammenfassung: Mich stoppen

⊘ Fahren Sie bitte erst weiter fort, wenn Sie die **vier Schritte des Habit Reversal Trainings** einmal **komplett** durchlaufen haben. Nehmen Sie sich hierfür **mindestens eine Woche** Zeit. Gut Ding will Weile haben!

Super! Sie haben nun zwei wichtige Strategien erlernt, um die Entstehung von Risikosituationen zu vermeiden und die Verbindung zwischen Drang und tatsächlichem Knibbeln zu unterbrechen.

- Ich habe versucht meinen Knibbeldrang so detailliert wie möglich zu beschreiben.
- Ich habe mir eine Gegenbewegung ausgesucht und diese zunächst „trocken" geübt.
- Ich habe die Knibbel-Gegenbewegung (mind.) 10 Mal in einer bestimmten Drangsituation angewandt.
- Ich habe schrittweise die Knibbel-Gegenbewegung auch in anderen Situationen ausgeführt, in denen ich Knibbeldrang verspüre.
- Ich habe weiterhin meine Stimuluskontroll-Strategien umgesetzt und weiter verbessert.
- Ich notiere mein Knibbelverhalten so regelmäßig wie möglich.

Weiterführende Literatur

Azrin NH, Nunn RG (1973) Habit-reversal – method of eliminating nervous habits and tics. Behav Res Ther 11:619–628. ▶ https://doi.org/10.1016/0005-7967(73)90119-8

Bohne A (2009) Trichotillomanie. Hogrefe, Göttingen

Capriotti MR, Ely LJ, Snorrason I, Woods DW (2015) Acceptance-enhanced behavior therapy for excoriation (skin-picking) disorder in adults: a clinical case series. Cognit Behav Pract 22:230–239. ▶ https://doi.org/10.1016/j.cbpra.2014.01.008

Claiborn J, Pedrick C (2001) The habit change workbook: how to break bad habits and form good ones. New Harbinger Publications Incorporated, Oakland

Franklin ME, Tolin DF (2007) Treating trichotillomania: cognitive-behavioral therapy for hairpulling and related problems. Springer Science & Business Media, New York

Schumer MC, Bartley CA, Bloch MH (2016) Systematic review of pharmacological and behavioral treatments for skin picking disorder. J Clin Psychopharmacol 36:147–152. ▶ https://doi.org/10.1097/jcp.0000000000000462

Vollmeyer K, Fricke S (2012) Die eigene Haut retten. Hilfe bei Skin-Picking. Balance-Ratgeber, Köln

Woods DW, Twohig MP (2008a) Trichotillomania: an ACT-enhanced behavior therapy approach. Therapist guide. Oxford University Press, Inc., New York

Woods DW, Twohig MP (2008b) Trichotillomania: an ACT-enhanced behavior therapy approach. Workbook. Oxford University Press, Inc., New York

Mir hilfreiche Gedanken machen

© Springer-Verlag GmbH Deutschland, ein Teil von Springer Nature 2020
L. M. Mehrmann und A. L. Gerlach, *Ratgeber Skin Picking*,
https://doi.org/10.1007/978-3-662-60469-4_9

Wenn Sie dieses Kapitel gelesen und die Aufgaben bearbeiten haben, …

- haben Sie Ihre Gedanken aufmerksam beobachtet.
- können Sie typische Verzerrungen Ihrer Gedanken erkennen.
- haben Sie ein Gedankenprotokoll erstellt und Ihre blockierenden Gedanken in hilfreiche umgewandelt.

In den beiden vorherigen Kapiteln haben Sie bereits zwei Knibbelstopp-Strategien kennengelernt und angewandt, die an zwei der vier Verbindungen im Kreislauf des Knibbelns ansetzen. In diesem und im nächsten Kapitel geht es um einen anderen Umgang mit Gedanken und Gefühlen.

Gedanken und Gefühle spielen sowohl **vor** dem Empfinden von Knibbeldrang als auch **nach** dem Knibbeln eine große Rolle.

Zunächst erfahren Sie mehr über **Gedanken** und deren Zusammenhang mit dem eigenen Knibbelverhalten. Wenn Sie sich mit Ihren Gedanken beschäftigen, können Sie deren Einfluss auf Ihren Knibbeldrang und Ihr Knibbeln selbst positiv verändern. Behalten Sie Ihre Veränderungen zur Stimuluskontrolle sowie Ihre Knibbel-Gegenbewegung auch während der nächsten Kapitel und neuen Übungen bei. Auch wenn das sehr aufwendig ist, lohnt sich dieser Aufwand unserer Erfahrung nach sehr.

Umgang mit Gedanken und Gefühlen

Durch die Beobachtung automatischer Gedanken typische Denkmuster verändern und in hilfreiche Gedanken umwandeln. Durch angenehme Aktivitäten Gefühle positiv beeinflussen.

9.1 Zusammenspiel Denken – Fühlen – Handeln

Negative Gefühle beeinflussen das Knibbelverhalten

Menschen, die von Skin Picking betroffen sind, berichten häufig, dass Belastungen wie Stress am Arbeitsplatz oder in der Beziehung sowie unangenehme Gefühle (Wut, Ärger oder Angst) zu Knibbelepisoden führen. Zudem lösen negative Gedanken und unangenehme Gefühle **nicht nur Knibbeldrang** und anschließend auch Knibbeln aus, sie treten auch besonders häufig und stark **nach** dem Knibbeln auf. Hier schließt sich der Kreislauf, denn auch diese negativen Gedanken und Gefühle führen dann selbst wieder zu mehr Knibbeldrang. Wenn Sie an Ihr Knibbelverhalten denken, können Sie diesen Zusammenhang bestimmt gut nachvollziehen. Gedanken, Gefühle und Handeln hängen eng miteinander zusammen. Negative Gedanken lösen oft unangenehme Gefühle aus, was sich wiederum auf das Verhalten auswirkt. Die genaue Betrachtung der eigenen Gedanken ist ein guter Einstieg, um diesen Zusammenhang besser zu verstehen.

Stellen Sie sich eine Person vor, die sich selbst für übergewichtig hält (Gedanke: „Ich bin dick und unansehnlich!"), vielleicht sogar, obwohl sie normalgewichtig ist. Solche Gedanken führen meist dazu, dass die Person sich schlecht fühlt und sich deshalb schwer damit tut, mit Bekannten auszugehen. Der Gedanke führt also zu einem geringen Selbstwert und einem bestimmten Verhalten (zu Hause bleiben). Wir können uns, durch unser Denken, selbst ein Bein stellen und so ungünstiges Verhalten fördern. Vielleicht wollen wir eigentlich weniger rauchen oder sogar ganz aufhören. Ein Gedanke wie: „Heute war die Arbeit so stressig, da brauch ich jetzt einfach eine Zigarette!" ist dann geeignet, um gute Vorsätze zu brechen. Hier wirkt sich ein Gedanke **direkt** auf das Verhalten aus. Ein besseres Verständnis davon, wie Gedanken, Gefühle und Verhaltensweisen zusammenhängen, kann im Umkehrschluss aber auch dabei helfen, diesen Zusammenhang für sich zu nutzen. Durch **verändertes Denken** kann man **angemessenes und erwünschtes Verhalten** unterstützen und sich dadurch schließlich besser fühlen.

Wir werden uns jetzt zusammen **zwei Arten von Gedanken** ansehen und daran ausprobieren, wie durch Veränderung dieser Gedanken hilfreiche Gefühle und Verhaltensweisen entstehen. Zu diesen zwei Arten von Gedanken, an denen wir arbeiten wollen, zählen:

1. Gedanken, die unangenehme und hinderliche Gefühle auslösen
2. Erlaubnisgedanken, die das Knibbeln begünstigen

> **Erlaubnisgedanken**
>
> Gedanken, mit denen man sich selbst ein bestimmtes negatives Verhalten erlaubt und zugesteht.

Beispiel Sophie: 1. Gedanken lösen unangenehme Gefühle aus

Gedanke: „Meine Haut sieht grausam aus! So kann ich mich nicht blicken lassen." Gefühl: Traurigkeit, Scham. Verhalten: Zuhause bleiben, Termine absagen, knibbeln.

Gedanke: „Mein Chef wird morgen wieder seine schlechte Laune an mir auslassen." Gefühl: Hilflosigkeit, Angst. Verhalten: Weinen, knibbeln.

Beispiel Sophie: 2. Erlaubnisgedanken und Knibbelverhalten

Gedanke: „Mein Tag war so stressig, ein bisschen Knibbeln habe ich mir verdient.", Gefühl: Erleichterung, Entlastung. Verhalten: Erst ein wenig Knibbeln, danach stärkeres Knibbeln.

Gedanken beeinflussen unser Handeln

Gedanke: „Ich kann jetzt einfach nicht nicht-knibbeln." Gefühl: Zunächst Vergnügen. Verhalten: Knibbeln.

Gedanke: „Nur diesen einen Pickel, danach höre ich auf." Gefühl: Erleichterung, Entlastung. Verhalten: Pickel bearbeiten, danach weiteres Knibbeln.

9.2 Sind Gedanken wirklich so wichtig?

❯ Wenn Sie ganz bewusst Ihre Gedanken beobachten und verändern, können Sie gezielt Einfluss auf die eigene Stimmungslage und das eigene Verhalten nehmen.

Situation – Gedanke – Gefühl

Eine bestimmte Situation entscheidet nicht direkt über ein empfundenes Gefühl. Vielmehr ist es das, was wir über das jeweilige Ereignis denken und wie wir es bewerten. Erst diese Gedanken führen uns zu einem bestimmten Gefühl. Die Bewertung und Deutung der Situation bestimmt unsere Gefühle. Stellen Sie sich einmal vor, Ihre Freundin ruft Sie längere Zeit nicht an **(Situation)**. Wenn Sie dann denken: „Meine Freundin ruft nicht an, weil sie mich nicht mehr mag" **(Gedanke)**, werden Sie vielleicht traurig, fühlen sich verlassen und zweifeln an Ihrer Liebenswürdigkeit **(Gefühl)**.

Es könnte aber genauso gut auch andere Erklärungsmöglichkeiten dafür geben, dass Ihre Freundin Sie nicht anruft. Zum Beispiel:

- Sie waren in letzter Zeit telefonisch schlecht zu erreichen, weil Ihr Handy kaputt war.
- Vielleicht hatte Ihre Freundin großen Stress in letzter Zeit.
- Vielleicht ist Ihre Freundin frisch verliebt.

Jede dieser Möglichkeiten könnte einem Ihrer Gedanken entsprechen: „Ich muss dringend mein Handy reparieren, damit ich besser erreichbar bin", „Ob meine Freundin immer noch so viel Stress auf Ihrer Arbeit hat?", „Ob meine Freundin mit dem Typ, von dem sie mir erzählt hat, wohl zusammengekommen ist?" Welche Gefühle würden bei den jeweiligen Sätzen stattdessen aufkommen? Wären diese Gefühle andere als im Beispiel oben? Jemand, der in einer gleichen Situation (Freundin ruft länger nicht an) anders **denkt, fühlt** und **handelt** auch anders. Verändertes Denken führt zu einer veränderten Bewertung der Situation. Dies eröffnet neue positive Handlungsmöglichkeiten, sodass man einfach selbst die Freundin anruft, anstatt sich zurückzuziehen und verletzt zu fühlen. Diesen Zusammenhang von Situation, Gedanken und Gefühlen kann man gut mit dem sogenannten **ABC**-Schema (Wilken 2018) beschreiben:

- **A** = Auslösende Situation (engl.: **A**ctivating event)
- **B** = Bewertung, automatische Gedanken (engl.: **B**elief)
- **C** = Konsequenzen, Gefühle, Stimmung, Verhaltensweisen (engl.: **C**onsequences)

Beispiel Sophie: ABC-Schema

Sophie hat gerade eine Dreiviertelstunde im Badezimmer vorm Spiegel gestanden und ihre Haut im gesamten Gesicht stark bearbeitet (**A** = auslösendes Ereignis). Ihre Gedanken: „Ich bin so schwach und habe mich noch nicht einmal selbst im Griff." (**B** = Bewertung, automatische Gedanken). Sophie fühlt sich schuldig für ihr Knibbeln, schämt sich für ihr jetziges Aussehen, erlebt sich hilflos und zieht sich von ihrem Mann zurück (**C** = Konsequenzen). Ein positiv veränderter Gedanke könnte sein: „Ok. Ich muss mir Hilfe für mein Knibbeln holen. Ich habe mir doch diesen Ratgeber geholt, jetzt sollte ich endlich mal reinschauen! Das ist zumindest ein guter Start." Sophie fühlt sich nach diesem Gedanken hoffnungsvoller und kann neuen Mut fassen.

9.3 Soll und kann man Gedanken einfach verändern?

So verschieden wir Menschen sind, so sehr unterscheiden wir uns auch in der Art und Weise wie wir in unterschiedlichen Situationen denken und reagieren. Dementsprechend erleben wir auch jeweils sehr unterschiedliche Gefühle. Aus Studien weiß man, dass diese Unterschiede zum Teil auf persönliche Erfahrungen zurückgehen, die eine Person im Laufe ihres Lebens gemacht hat. Zum Teil übernehmen wir auch die Art, wie wir denken, von Menschen, die uns wichtig sind, wie z. B. von Eltern oder befreundeten Personen.

Grundsätzlich gilt: Unser Denken basiert auf unseren Erfahrungen und wurde von uns gelernt. Das machen wir uns zu Nutze, denn das heißt auch, dass wir **durch neue Erfahrungen** und neues Lernen unser Denken gezielt **verändern** können. Das ist allerdings harte Arbeit und nur dann sinnvoll, wenn unser Denken, das wir gelernt haben und verändern wollen, für uns auch tatsächlich hinderlich oder sogar schädlich ist.

Erlernte Denkmuster sind veränderbar

> **Wichtig**
> Zunächst sollten Sie prüfen, ob Ihr gewohntes Denken überhaupt verändert werden sollte.

In der Psychotherapie wird zwischen günstigen und ungünstigen bzw. hilfreichen und blockierenden Gedanken unterschieden. Ziel ist, zwischen diesen verschiedenen Denkarten zu unterscheiden, um dann schrittweise ungünstige und unvernünftige in hilfreiche Gedanken zu verändern.

Folgende Schritte sind notwendig, um sich hilfreiche Gedanken zu machen.

1. **Beobachten** der Gedanken und Gefühle
2. **Zuordnung** der Gedanken zu typischen Gedankenverzerrungen
3. **Umwandlung** der Gedanken und somit eine Veränderung des Gefühls

9.3.1 Schritt 1: Beobachtung der Gedanken und Gefühle

> **Automatische Gedanken**
>
> Bei ungünstigen und blockierenden Gedanken die, oft ganz automatisch, unser Denken und Fühlen bestimmen, sprechen wir von „automatischen Gedanken".

Automatische Gedanken sind häufig die ersten Gedanken in einer Situation und kommen, wie der Name sagt, scheinbar ganz von selbst. Schnell sind sie wieder vorbei und es folgen weitere Gedanken und Bewertungen. Manchmal ist es gar nicht so leicht, diese ersten, reflexartigen Gedanken zu erkennen. Gerade diese sind aber besonders wichtig für unsere Gefühle und das daraus hervorgehende Verhalten.

Übung 16:
Gedankenprotokoll

Übung 16: Gedankenprotokoll
Beobachten Sie in den nächsten Tagen Ihre Gedanken. Sobald Sie eine Verschlechterung oder Verbesserung Ihrer Stimmung erleben, überlegen Sie, welche Gedanken Ihnen kurz davor durch den Kopf gegangen sind. Schreiben Sie auf, welche dieser automatischen Gedanken mit den Veränderungen in Ihren Gefühlen verbunden waren. Führen Sie **2–3 Tage** ein Gedankenprotokoll, in das Sie jeweils kurz die **Situation** eintragen, in der sich Ihre Stimmung verändert hat. Schreiben Sie jeweils Ihre vorausgehenden **automatischen Gedanken** sowie die **Gefühle** dazu, die Sie dabei empfunden haben. Beschreiben Sie die Situation, in der sich Ihre Stimmung verschlechtert oder verbessert hat, Ihre vorausgehenden

Gedanken, Ihre Stimmung und Ihre Gefühle so genau wie möglich. Es ist hilfreich, die Stärke der Gefühle von 0 = kaum vorhanden bis 10 = ganz stark einzuschätzen.

Beispiel Sophie: Gedankenprotokoll – 1

Auslösende Situation:

Ich sehe einen Eiterpickel, den ich ausdrücken will. Danach mache ich an anderen Stellen weiter, wo es nicht wirklich nötig wäre.

Bewertung/Automatischer Gedanke: „Nie schaffe ich es aufzuhören, wenn es gut ist!", „Wieso bin ich immer so schwach und kann nicht einfach aufhören?"

C Konsequenz/Gefühl (Stärke von 0 = kaum vorhanden bis 10 = ganz stark): Traurig (9), hilflos (8), hoffnungslos (6), Ärger über meine eigene Schwäche (9).

Beispiel Sophie: Gedankenprotokoll – 2

Auslöser: Meine Vorgesetzten weisen mich auf eine Sache hin, zu der ich bisher noch nicht gekommen bin.

Bewertung/Automatischer Gedanke: „Jetzt habe ich schon wieder etwas falsch gemacht.", „Nie sind die zufrieden mit meiner Arbeit."

C Konsequenz/Gefühl: Enttäuschung über mich selbst (8), Ärger über die hohen Ansprüche der Leitung (6).

9.3.2 Schritt 2: Zuordnung der Gedanken zu typischen Gedankenverzerrungen

Sie haben **über mehrere Tage** hinweg Ihre Gedanken aufmerksam beobachtet und eine Liste mit mehreren Situationen und den jeweiligen Gedanken und Gefühlen erstellt. Nun können wir uns Ihre Gedanken genauer anschauen. Häufig lassen sich **typische Bewertungsmuster** erkennen. Daraus kann man oft ableiten, ob es sich um ungünstige und blockierende Gedanken handelt, also um negative automatische Gedanken. Die genaue Untersuchung der Gedanken, mithilfe der Liste von **Gedankenverzerrungen** (■ Tab. 9.1), soll Sie dabei unterstützen, diejenigen automatischen Gedanken zu erkennen, welche besonders häufig vorkommen und sich sehr ungünstig auswirken.

> ❯ Es gibt hier kein „richtig" oder „falsch", die Gedankenverzerrungen schließen sich auch nicht gegenseitig aus. Letztlich prüfen Sie einfach, ob die eigenen Gedanken vernünftig (logisch) und/oder hilfreich (förderlich) sind.

9

◘ Tab. 9.1 Gedankenverzerrungen-Liste am Beispiel Skin Picking

Gedankenverzerrung (Wilken 2018)		Automatische Gedanken am Beispiel Skin Picking
Rückschlüsse ohne Beweise ziehen	**Maximieren und Minimieren:** Negative Ereignisse werden übertrieben und positive Ereignisse untertrieben	„Dass ich vorhin geknibbelt habe, zeigt mal wieder, dass ich eine absolute Versagerin bin.", „Dass ich gestern den ganzen Tag nicht geknibbelt habe, sollte eigentlich selbstverständlich sein."
	Willkürliche Schlussfolgerungen: Ohne echte Beweise oder sogar trotz Gegenbelegen werden willkürlich Schlussfolgerungen gezogen	„Alle starren auf mein Gesicht und denken sich bestimmt, wie armselig ich bin."
	Selektive Abstraktion: Einige Einzelinformationen werden verwendet und übertrieben, um eine Situation zu bewerten. Dabei werden bestimmte Informationen auf Kosten anderer überbewertet	Jemand wird von einer einzelnen Person nicht gegrüßt und denkt: „Keiner mag mich" (obwohl alle anderen gegrüßt haben)
	Emotionale Beweisführung: Das Gefühl wird als Beweis für die Richtigkeit der Gedanken genommen	„Ich fühle, dass ich nichts wert bin, also ist das auch so!", „Ich fühle mich unfähig, dem Knibbeln etwas entgegenzusetzen, also würde es auch nicht funktionieren."
	Personalisierung: Ereignisse werden ohne klaren Grund auf sich selbst bezogen	„Keiner ruft mich an. Keiner mag mich."
Absolutes Denken	**Übergeneralisierung:** Aufgrund eines Einzelfalls wird eine allgemeine Regel aufgestellt, die unterschiedslos auf alle ähnlichen und unähnlichen Situationen angewendet wird	„Wenn ich Stress habe, bringt es eh nichts zu versuchen, nicht zu knibbeln. Das hat gestern nicht geklappt und wird nie klappen."
	Schwarz-Weiß-Denken: Denken in „Alles-oder-nichts" Kategorien	„Wenn ich es heute nicht schaffe, nicht mehr zu knibbeln, brauche ich es gar nicht weiter zu versuchen."
	Etikettierung: Aus einer Handlung wird ein umfassender Sachverhalt gemacht	„Einmal Skin Picker, immer Skin Picker." „Dass ich vorhin geknibbelt habe, zeigt mal wieder, dass ich ein hoffnungsloser Fall bin."
Vorhersagen machen	**Katastrophisieren:** Das Eintreffen oder die Bedeutung von negativen Ereignissen wird stark überbewertet	„Sollte ich erneut knibbeln, sind alle Mühen der letzten Wochen umsonst gewesen."
	Gedankenlesen: Man meint, ohne nachzufragen, die Gedanken der anderen zu kennen	„Die anderen denken bestimmt, ich bin eine totale Versagerin!"
	Tunnelblick (selektive Aufmerksamkeit): Jemand sieht nur einen bestimmten Aspekt seines gegenwärtigen Lebens	„Solange ich mein Knibbeln nicht im Griff habe, brauche ich gar nicht versuchen, irgendwas Anderes zu erreichen."

> **Übung 17: Zuordnung der Gedanken zu Gedankenverzerrungen**
> Lesen Sie sich die Auflistung typischer Bewertungsmuster und Gedankenverzerrungen aus ◘ Tab. 9.1 aufmerksam durch. Zu welchen der Kategorien können Sie manche Ihrer protokollierten Gedanken zuordnen? Ist eine bestimmte Gedankenverzerrung besonders häufig bei Ihren automatischen Gedanken? Lassen sich manche Gedanken mehreren Bewertungsmustern zuordnen?

Übung 17: Zuordnung der Gedanken zu Gedankenverzerrungen

9.3.3 Schritt 3: Umwandlung der Gedanken führt zur Veränderung des Gefühls

Es ist nicht notwendig in jedem Bereich des Lebens alle automatischen Gedanken zu verändern. Unser Gehirn arbeitet so, dass es unser Überleben sichert. Dazu gehört, Gefahren möglichst frühzeitig und zuverlässig zu erkennen. Aus diesem Grund warnt uns unser Gehirn beständig und produziert negative Gedanken.

> **Automatische Gedanken erfüllen eine wichtige Funktion. Alle Menschen haben negative automatische Gedanken, weil uns diese vor möglichen Bedrohungen schützen sollen.**

Der automatische Gedanke: „Von Menschen mit ansteckenden Krankheiten, halte ich mich lieber fern.", kann sehr hilfreich und sinnvoll sein. Mit einem solchen Gedanken sind wir aber nicht auf die Welt gekommen, sondern den haben wir von unserer Umwelt oder aufgrund eigener Krankheiten gelernt. Problematisch werden solche Gedanken dann, wenn automatische Gedanken ohne wirklichen Grund auch in anderen Situationen auftreten. Sie werden zu einer generellen Regel, die, wenn sie die Überhand gewinnt, uns in wichtigen Lebensbereichen daran hindert, eigene und persönlich wichtige andere Ziele und Wünsche zu verfolgen. Dann sollten automatische Gedanken und Bewertungsmuster hinterfragt und in alternative Gedanken umgewandelt werden.

Vor- und Nachteile automatischer Gedanken

Den wichtigsten Schritt haben Sie bereits gemacht: Ihre Gedanken wahrnehmen, beobachten, einordnen, um darin typische Verzerrungen zu erkennen. Nun gilt es die entdeckten negativen Bewertungsmuster **herauszufordern** und mögliche Verzerrungen aufzudecken. Hierbei helfen Ihnen folgende Fragen. Sie können die Liste gerne um weitere hilfreiche Fragen ergänzen:

Logische Beweisführung (Suche nach vernünftigen Gedanken):
- Kann ich die Situation auch anders bewerten?
- Beruhen meine automatischen Gedanken auf überprüften Tatsachen?

- Welche wahren Belege gibt es für meinen Gedanken?
- Sind meine Schlussfolgerungen wirklich zwingend?
- Wie wahrscheinlich ist es, dass genau das passiert, was ich annehme?
- Gibt oder gab es Ausnahmen?

Verfolgung der eigenen Ziele (Suche nach hilfreichen Gedanken):
- Hilft dieser Gedanke mir, mich so zu fühlen/zu verhalten, wie ich es möchte?
- Welche Vorteile/Nachteile hat diese Überzeugung für mich im Hinblick auf meine Ziele?

Andere Personen und Sichtweisen einbeziehen:
- Was würde eine andere Person in einer ähnlichen Situation denken?
- Kenne ich jemanden, der in der gleichen Lage ganz anders reagiert?
- Was würde ich einem guten Freund sagen, der eine solche Meinung vertritt?

9

Übung 18: Umwandlung
hinderlicher Gedanken

Übung 18: Umwandlung hinderlicher Gedanken
Lesen Sie sich Ihre Liste mit automatischen Gedanken durch, die Sie bisher protokolliert haben. Nutzen Sie die aufgeführten Fragen, um Ihre eigenen Gedanken und Schlussfolgerungen zu hinterfragen.
- Welche der Fragen erscheint Ihnen besonders hilfreich und hat die größte Wirkung auf Sie?
- Wie kann ein Gedanke umformuliert werden, damit er angemessener und hilfreicher ist?
- Wie verändert sich Ihr Gefühl, wenn Sie die obigen Fragen beantwortet haben und sich die neue Sichtweise vergegenwärtigen?

Führen Sie während der nächsten **3 bis 4 Tage** erneut das Gedankenprotokoll, diesmal kommen jedoch zwei weitere Beobachtungsbereiche dazu. Eine für Alternativerklärungen/-gedanken zum ersten automatischen Gedanken, die andere für das veränderte Gefühl. Beobachten Sie, wie sich Ihr Gefühl durch die Zuordnung zu typischen Verzerrungen und Hinterfragen des automatischen Gedankens, mithilfe der oben aufgeführten Fragen, verändert? Welche Auswirkungen hat diese Übung auf Ihre Stimmung?

Neue Gedanken und Bewertungen zu einer Situation zu entwickeln, die zu Ihnen passen und Ihre Gefühle und Verhalten verbessern, wird am Anfang schwierig sein. Auch hier gilt: **Neues Denken will geübt sein!** Wenn Sie neue Gedanken formulieren, versuchen Sie eine Sichtweise zu finden und einzunehmen, die Ihnen dabei hilft, Ihre Situation in einem anderen, positiven und hilfreichen Licht zu sehen.

> **Wichtig**
> Wir schlagen nicht vor, dass Sie sich einfach nur positive Gedanken suchen. Die Alternativgedanken sollen Ihren prüfenden Fragen gut standhalten können und für Sie spürbar nachvollziehbar sein.

Bevor Sie sich mit einem neuen Gedanken zufriedengeben, prüfen Sie bitte, wie er sich anfühlt, wenn Sie den Gedanken Ihrem vorherigen automatischen Gedanken gegenüberstellen. Dazu können Sie sich die Situation noch einmal vorstellen und erst den automatischen Gedanken und dann den Alternativgedanken denken. Ändert sich an Ihren Gefühlen etwas? Entlastet Sie der Gedanke und hilft Ihnen sich besser zu fühlen?

Beispiel Sophie: Umwandlung hinderlicher Gedanken – 1
Auslösende Situation: Präsentation auf der Arbeit vor dem Kollegium.
Bewertung/Automatischer Gedanke: „Kontrollier' bloß noch mal dein Gesicht davor, nicht, dass ich wieder total daneben aussehe."
C Konsequenz/Gefühl (von 0–10): Nervosität (9), Anspannung (8), Sorge (10).
Umgewandelter Gedanke: „Ich habe mich gut vorbereitet und das ist, worauf es ankommt."
Gefühl: Nervosität (9), Anspannung (7), Sorge (7).

Beispiel Sophie: Umwandlung hinderlicher Gedanken – 2
Auslöser: Am nächsten Tag alleine zu Hause sein.
Bewertung/Automatischer Gedanke: „Ich werde das nicht schaffen, ohne zu knibbeln.", „Wenn mich keiner kontrolliert, dann habe ich keine Chance."
C Konsequenz/Gefühl: Sorge (9), Unruhe (8).
Umgewandelter Gedanke: „Ich kann vorher gut planen, was ich mache, sodass ich nur abends wirklich zu Hause bin.", „Wenn ich mir vorher überlege, was ich in diesem Moment besser machen kann, habe ich eine echte Chance es ohne Knibbeln zu schaffen."
Gefühl: Sorge (9), Unruhe (5).

Das regelmäßige Führen von Gedankenprotokollen unterstützt Sie dabei, automatische Gedanken, und die damit einhergehenden Gefühle zunehmend geübter zu verändern.

9.4 Mögliche Schwierigkeiten

„Ich weiß gar nicht, was ich in den verschiedenen Situationen denke."

- Es ist oft schwierig sich rückblickend an die ersten automatischen Gedanken einer Situation zu erinnern. Die eigenen Gedanken festzuhalten und zu erforschen kann mit Übung gelernt werden.
- Versuchen Sie in den nächsten Tagen besonders aufmerksam auf Ihre Gedanken zu achten. Manchen hilft es, sich die Gedanken wie ein Radio vorzustellen, dem sie zuhören können. Ebenso kann man sich die eigenen Gedanken als Schriftzug, im unteren Bildschirmrand (wie eine Nachrichtenzeile), vorstellen. Wenn Sie eine Weile bewusster auf Ihre Gedanken achten und dann eine Situation auftritt, in der sich Ihr Gefühl deutlich verändert, achten Sie auf die allerersten Gedanken, die dabei in Ihrem Radio gespielt werden oder auf Ihrem Schriftzug ablaufen.
- Schreiben Sie die Situation und die automatischen Gedanken am besten direkt auf oder speichern Sie sich im Smartphone eine Notiz. Schreiben Sie Ihre Gedanken in wörtlicher Rede auf, also genau so, wie der Satz in Ihrem Kopf entstanden ist. Zum Beispiel, „Mensch, was war das gerade wieder doof von mir, dass ich das gesagt habe…" oder „Die Person hat ja tolle Haut, ich sehe dagegen ja wie ein Monster aus!".

„Meine Gedanken passen irgendwie nicht zu den typischen Gedankenverzerrungen."

- Nicht jeder Gedanke lässt sich sofort einer typischen Verzerrung der Liste zuordnen, weil sie nicht genau in die Kategorien passen. Oftmals ist der notierte Gedanke schon eine erste Reaktion auf den ursprünglichen automatischen Gedanken. Schauen Sie dazu noch einmal in Ihr Protokoll Ihrer automatischen Gedanken.
- Wenn Sie einen automatischen Gedanken erkannt haben, schauen Sie, ob es klare Belege gibt, dass der Gedanke so stimmt, wie Sie ihn gedacht haben. Lässt Ihr Gedanke auch noch eine andere Möglichkeit zu oder sieht der Gedanke die Dinge in schwarz-weiß? Stellt Ihr Gedanken eine Vorhersage dar?
- Wenn Sie zu 100 % von Ihrem Gedanken überzeugt sind, sollten Sie diese Schlussfolgerung noch einmal sorgfältig prüfen. Gibt es vielleicht doch noch eine andere Sichtweise? Wie würde eine andere Person die Schlussfolgerung aufnehmen? Es ist gut möglich, dass diese Fragen Ihnen dabei helfen, Ihre automatischen Gedanken zu hinterfragen und eine angemessenere innerliche Haltung zu entwickeln.

„Es fällt mir so schwer, geeignete Alternativgedanken zu finden."

- Sie haben Ihre automatischen Gedanken beobachtet und erkannt. Wenn Sie diese zu den Gedankenverzerrungen zugeordnet haben, kann es manchmal frustrierend sein, dass man überhaupt solche Gedanken hat. Ein erster automatischer Gedanke ist dann manchmal: „Wie doof bin ich denn, dass ich sowas immer denke." Auch hier lässt sich bereits eine Gedanken-Verzerrung erkennen (Rückschlüsse ohne Beweise ziehen, emotionale Beweisführung, …).
- Seien Sie nachsichtig mit sich selbst! Sie sind so weit gekommen und haben Ihre Gedanken hervorragend herausgearbeitet. Damit Sie jetzt hilfreiche Gedanken daraus machen können, helfen Ihnen folgende Fragen:
    - Was wäre ein zielführender Gedanke?
    - Was wäre eine realistische Betrachtungsweise?
    - Welchen Gedanken könnte Ihr persönliches Vorbild in dieser Situation haben?
    - Was würden Sie jemandem, der Ihnen wichtig ist, in einer solchen Situation sagen?

„Die Alternativgedanken kann ich zu Hause nur in Ruhe finden. Wenn ich aber in einer Stresssituation bin, drängen sich die automatischen Gedanken immer in den Vordergrund."

- Das Verändern von automatischen Gedanken ist eine sehr schwierige und anstrengende Angelegenheit. Denken Sie an die gut ausgebauten Wege in Ihrem Gehirn, die für diese automatischen Gedanken bestehen. Deshalb lassen sich die Gedanken nicht so schnell und einfach in hilfreichere umwandeln, wie man das gerne hätte. Die neuen und guten Wege (Verknüpfungen) müssen erst noch ausgebaut werden. Es sind automatische Gedanken, sie machen ihrem Namen alle Ehre und kommen eben ganz automatisch.
- Gerade wenn Sie unter Anspannung und Stress stehen, fällt das Gehirn immer in seine gewohnte Bahn zurück; es reagiert reflexartig. Üben Sie weiterhin fleißig Ihre Gedanken umzuwandeln. Wenn Ihnen das zu Hause, in einer ruhigen Situation, immer besser gelingt, bekommen Sie Routine und können zunehmend in stressigen Situationen richtig reagieren.

9.5 Zusammenfassung: Mir hilfreiche Gedanken machen

Toll! Sie haben bisher gelernt, wie Sie Auslöser für Knibbeldrang oder Knibbeln vermeiden und verändern können (Stimuluskontrolle). Sie wissen, was Sie bei akutem Knibbeldrang tun können, um nicht zu knibbeln (Knibbel-Gegenbewegung).

Nun kennen Sie auch Ihre automatischen Gedanken und deren Verzerrungen. Sie haben gelernt, wie Sie diese in hilfreiche Gedanken umwandeln können und erlebt, wie sehr sich dadurch Gefühle ändern können.

- Ich habe meine Gedanken aufmerksam beobachtet.
- Ich habe automatische Gedanken entdeckt und versucht typische Verzerrungen zu erkennen.
- Ich habe für mindestens eine Woche ein Gedankenprotokoll geführt und blockierende in hilfreiche Gedanken umgewandelt.
- Ich habe weiterhin meine Stimuluskontroll-Veränderungen und meine Knibbel-Gegenbewegung durchgeführt.
- Ich notiere mein Knibbelverhalten so regelmäßig wie möglich.

Literatur

Wilken B (2018) Methoden der Kognitiven Umstrukturierung. Ein Leitfaden für die psychotherapeutische Praxis, 8. Aufl. Kohlhammer, Stuttgart

Weiterführende Literatur

Bohne A (2009) Trichotillomanie. Hogrefe, Göttingen
Claiborn J, Pedrick C (2001) The habit change workbook: how to break bad habits and form good ones. New Harbinger Publications Incorporated, Oakland
Franklin ME, Tolin DF (2007) Treating trichotillomania: cognitive-behavioral therapy for hairpulling and related problems. Springer Science & Business Media, New York
Trichotillomania Learning Center (2010) Virtual professional training institute: practical training in the treatment of trichotillomania, skin picking and related body-focused repetitive behaviors [DVD]. Trichotillomania Learning Center, Santa Cruz

Mir etwas Gutes tun

© Springer-Verlag GmbH Deutschland, ein Teil von Springer Nature 2020
L. M. Mehrmann und A. L. Gerlach, *Ratgeber Skin Picking,*
https://doi.org/10.1007/978-3-662-60469-4_10

Wenn Sie dieses Kapitel gelesen und die Aufgaben bearbeitet haben,

— haben Sie gezielt Übungen eingesetzt, um Ihre aktuelle Gefühlslage bewusst zu verändern.

— haben Sie unterschiedliche Techniken zur Entspannung kennengelernt.

— haben Sie Ihre persönliche Liste mit förderlichen Aktivitäten erstellt.

In den vorherigen Kapiteln haben Sie drei Knibbelstopp-Strategien kennengelernt und angewandt, die an drei der vier Verbindungen im Knibbelkreislauf ansetzen. Zuletzt ging es um einen veränderten Umgang mit Gedanken, was sich auch auf Ihre Gefühle auswirkt. In diesem Kapitel geht es nun noch einmal um **Gefühle**. Diese spielen sowohl **vor** wie auch **nach** dem Empfinden von Knibbeldrang und dem Knibbeln selbst eine große Rolle.

Umgang mit Gedanken und Gefühlen

Durch angenehme Aktivitäten Gefühle positiv beeinflussen.

In diesem Kapitel lernen Sie **Übungen und Aktivitäten zur Entspannung und Erholung** kennen. Sie lernen, wie Sie von unangenehmen Gefühlen, auf gesunde Art, Abstand nehmen und sich selbst bewusst um positive Gefühle bemühen können. Wenn Sie sich mit Ihren Gedanken und Gefühlen beschäftigen, können Sie deren Einfluss auf Ihren Knibbeldrang bzw. Ihr Knibbeln positiv beeinflussen.

10.1 Gefühle rund ums Knibbeln

Skin Picking kann dabei helfen sich zu entspannen, abzulenken oder zu beruhigen. Andererseits können nach einer starken Knibbelepisode auch genau diese unangenehmen Gefühle erneut und deutlich intensiver hervortreten. Wenn Sie durch die Anwendung von Knibbelstopp-Strategien weniger knibbeln, kann es an **Alternativen** fehlen, um mit Stress und unangenehmen Gefühlen umzugehen. Vielleicht haben Sie auch plötzlich **mehr Zeit** im Laufe eines Tages, mit der Sie noch nichts anzufangen wissen.

> Ziel einer Verhaltensänderung soll nicht nur sein, dass Sie lernen weniger zu knibbeln, sondern auch herauszufinden, wie Sie sich gleichzeitig einen **Ausgleich zum Knibbeln** schaffen können.

Deshalb geht es im Folgenden um den Aufbau förderlicher Aktivitäten. Die bewusste Gestaltung Ihres Alltags, mit ausgleichenden Aktivitäten und Ruhephasen, stärkt positive Gefühle, hält die Motivation aufrecht und schafft Ressourcen. Dies unterstützt Sie in einem anderen Umgang mit Knibbeldrang und Knibbeln.

10.2 Aufbau förderlicher Aktivitäten

> **Förderliche Aktivitäten**
>
> Unternehmungen oder Handlungen, die mittelfristig und langfristig Ihr Befinden verbessern. Sie können als Ausgleich zu einem stressigen Alltag, als Ablenkung bei anhaltendem Knibbeldrang, als Belohnung oder der Entspannung dienen.

Mit der Bearbeitung dieses Kapitels erstellen Sie sich eine **eigene Sammlung** mit Ihren **persönlichen förderlichen Aktivitäten.** Es wird Ihnen hiermit in Zukunft leichter fallen, sich selbst etwas Gutes zu tun, ohne lange überlegen zu müssen wie. Förderliche Aktivitäten sind oft verbunden mit Kontakt zu anderen, Bewegung und Entspannung und/oder der Möglichkeit, etwas selbst zu bestimmen. Förderliche Aktivitäten können belohnend sein und Ihren Selbstwert und Ihr Selbstvertrauen stärken. Manchmal muss man den viel besagten „inneren Schweinehund" erst besiegen, um eine Aktivität anzufangen. Dies sind sportliche Aktivitäten oder – auch wenn man sich besonders schlecht fühlt – ein Treffen mit Bekannten. Dafür fühlt man sich hinterher besser. Zunächst lernen Sie einige Entspannungsmöglichkeiten kennen. Danach geht es dann um vielfältige andere förderliche Aktivitäten.

Aktivität bewirkt gutes Gefühl

10.3 Entspannung als förderliche Aktivität

Anleitungen und Vorschläge für Entspannungsverfahren gibt es von vielen Organisationen. Das Wirkprinzip ist bei allen gleich: Der Körper wird mit Hilfe von Gedanken und/oder Bewegungstechniken in einen ausgeglichenen, ruhigen Zustand versetzt. Wenn die allgemeine Muskelspannung und der Herzschlag sinken, pendeln sich andere Körperfunktionen in einem **inneren Ruhezustand** ein. Dies empfinden wir als angenehm und erholsam. Welches Verfahren für Sie gut ist, hängt von Ihren persönlichen Vorlieben ab und ist eine ganz individuelle Entscheidung. Vielleicht haben Sie Manches schon ausprobiert und gemerkt, was Ihnen mehr oder weniger wohltat.

> **Entspannung**
>
> „Entspannung äußert sich im subjektiven Gefühl von körperlichem und psychischem Wohlbefinden und Ruhe. Darüber hinaus können unterschiedliche physiologische Wirkungen auftreten, die zu typischen Körperempfindungen (= Körpersensationen) führen, wie z. B. Schwere- und Wärmeempfindungen in den Armen und Beinen, Kribbeln und Kitzeln in Fingern und Füßen oder auch „hörbare" Magen-Darm-Aktivitäten." (Petermann und Pätel 2009, S. 244)

Einige Krankenkassen bieten im Internet eine vielfältige Auswahl an Entspannungsübungen frei verfügbar und unabhängig vom Versicherungsstatus an. Auf Videoplattformen werden ebenfalls zahlreiche Videos mit Entspannungs- und Mediationsübungen angeboten. Hierbei gibt es eine große Vielzahl an Methoden und Übungen.

Entspannungsverfahren:

- Progressive Muskelentspannung nach Jacobsen (PMR)
- Atementspannung
- Achtsamkeitsübungen
- Fantasiereisen
- Weitere Entspannungsverfahren: Autogenes Training, Meditation, Qigong und Thai-Chi, Yoga (z. B. Yoga-Nidra).

Für alle Entspannungsübungen ist es hilfreich, sich **bewusst Zeit** für die Übung zu nehmen und Störquellen, wie das Smartphone vorher auszuschalten. Bequeme Kleidung, eine angenehme Körperhaltung (liegend oder sitzend) sowie das Schließen der Augen oder das Senken des Blicks auf einen ruhigen Punkt helfen sich zu entspannen und erholen.

> **Bei allen Entspannungsübungen gibt es kein „richtig" oder „falsch", keinen Leistungsdruck. Häufig kommt einem während der Übung der Gedanke: „Es funktioniert bei mir nicht, ich kann mich nicht entspannen!". Solche Gedanken sind ganz natürlich und dürfen da sein.**

Loslassen ohne Leistungsdruck

Versuchen Sie, wenn Sie merken, dass Sie abschweifen, Ihre Aufmerksamkeit **immer wieder auf die Übung** zu lenken, ohne Ihre Ablenkung negativ zu bewerten. Auch wenn Sie das Gefühl haben, sich in der Übung gar nicht oder nur kaum entspannen zu können, geben Sie nicht direkt auf. Eine Pause, ein klein wenig zur Ruhe kommen, tut Ihnen in jeder Form gut. Es muss keinesfalls ein bestimmtes Ausmaß an Entspannung erreicht werden. Mit der Zeit wird es Ihnen immer besser gelingen los zu lassen, sodass Sie Entspannung spüren können.

10.3.1 **Progressive Muskelentspannung**

Bei der Progressiven Muskelentspannung nach Jacobsen (1938; PMR) werden einzelne Muskelpartien gezielt leicht angespannt und anschließend entspannt. Unangenehme Verspannungen werden häufig durch unwillkürliche Anspannung von Muskeln ausgelöst. Bei PMR wird Ihre Fähigkeit den Unterschied zwischen leicht angespannter und entspannter Muskulatur wahrnehmen zu können gefördert. Das Gespür für Entspannung wird dadurch verbessert, dass der Unterschied zwischen der leichten aktiven Anspannung und der direkt darauffolgenden bewussten Entspannung besonders einfach wahrnehmbar ist. Durch die Übung bekommt man also ein besseres Gespür für den Zustand muskulärer Entspannung und kann diesen später einfacher herbeiführen.

Gezielte An- und Entspannung von Muskeln

10.3.2 **Achtsamkeitsübungen**

> Achtsamkeit nach Kabat-Zinn (2013):
> 1. Aufmerksamkeitslenkung auf die im aktuellen Moment vorhandenen Bewusstseinsinhalte
> 2. Mit der Aufmerksamkeit in das Hier-und-Jetzt zurückkommen
> 3. Nicht wertende Haltung gegenüber Erlebnisinhalten des gegenwärtigen Augenblicks

Im Alltag ist unsere Aufmerksamkeit gedanklich meist auf die Vergangenheit oder Zukunft gerichtet, selten auf das Hier-und-Jetzt. Bei achtsamer Aufmerksamkeitslenkung wird gezielt der jetzige Moment mit allen Sinnen (Gedanken, Gefühlen, Körperempfindungen) bewusst wahrgenommen und erlebt. Dies erlaubt einen achtsamen Umgang mit dem eigenen Körper, den Gedanken und Gefühlen. Dies kann zum Beispiel über eine Atementspannung oder körperbezogenen Achtsamkeitsübungen (sog. Body-Scan) erfolgen.

10.3.3 **Fantasiereisen**

Bei Traum- oder Fantasiereisen wird durch die Vorstellung bestimmter bildlicher Vorstellungen ein allgemeiner Ruhezustand herbeigeführt und eine Entspannungsreaktion hervorgerufen. Je nach persönlicher Vorliebe kann es besonders erholsam sein, sich einen Strandspaziergang oder eine Reise mit einem Heißluftballon vorzustellen. Sie finden eine vielfältige Auswahl an Fantasiereisen in der Buchhandlung oder im Internet.

10.4 Förderliche Aktivitäten von Angeln bis Zumbatanzen

Neben Entspannungsmethoden gibt es viele Aktivitäten, die angenehm, positiv, anregend und wohltuend sein können. Jede Person hat hierbei andere Vorlieben und Wünsche. Im Folgenden finden Sie eine Liste unterschiedlicher Aktivitäten. Die genannten Aktivitäten sind Vorschläge und daher nicht für alle Personen in jeder Situation geeignet. Probieren Sie aus und finden heraus, welche für Sie ganz persönlich passen.

Übung 19: Meine
förder ichen Aktivitäten

Übung 19: Meine förderlichen Aktivitäten
Wählen Sie Aktivitäten aus, von denen Sie bereits wissen, dass diese Ihnen Freude bereiten. Achten Sie, ähnlich wie bei der Wahl von Zielen, (► Kap. 6: Mir Ziele setzen) darauf, dass Sie Aktivitäten auswählen, die einfach und kurzfristig durchführbar sind.
Wenn Sie einige förderliche Aktivitäten ausgewählt haben, können Sie sich eine **persönliche Liste** erstellen. Überlegen Sie sich für die folgenden Situationen jeweils welche **3 bis 5 Aktivitäten,** Ihnen in dieser Situation am besten helfen:
- Wenn ich Knibbeldrang empfinde.
- Wenn ich angespannt und gestresst bin.
- Wenn ich nicht einschlafen kann.
- Nachdem ich geknibbelt habe und mich deshalb mies fühle.
- Wenn ich mir etwas Gutes tun will (als Belohnung).

Erstellen Sie mithilfe der Aufzählung förderlicher Aktivitäten aus ◘ Tab. 10.1 Ihre ganz persönliche Liste von hilfreichen Aktivitäten für die jeweiligen Situationen.

Tipp: Hängen Sie Ihre Liste mit förderlichen Aktivitäten **gut sichtbar** in Ihrem Zuhause auf. Diese kann Ihnen nicht nur als Ausgleich und zur Entspannung dienen, sondern auch als **Fahrplan,** wenn Sie unter dem Drang zu knibbeln leiden.

Beispiel Sophie: Förderliche Aktivitäten
Wenn ich Knibbeldrang empfinde: Ablenkung: Musik anmachen, dazu singen und durch die Wohnung tanzen; Rausgehen, einen Spaziergang machen. Auf der Arbeit: Die Pflanzen gießen und pflegen, in den Pausenraum gehen.
Wenn ich angespannt und gestresst bin: Abends zum Sport gehen oder Yoga zu Hause; einen Plan erstellen, wann ich was mache und dabei feste Pausenzeiten einplanen; Rätsel lösen.

◗ Tab. 10.1   Liste mit förderlichen Aktivitäten

Körperliche Aktivitäten aus- und aufbauen

- Gartenarbeit
- Waldspaziergang
- Rad fahren
- Angeln
- Ballsport spielen (z. B. Fußball, Volleyball, Basketball, Tennis, etc.)
- Billard spielen
- Bowling
- Schwimmen gehen
- Bergsteigen/Klettern/Wandern

- Skilaufen
- Ringen oder Boxen, Kampfsport
- Reiten
- In ein Fitness-Studio gehen
- Federball/Badminton spielen
- Golf/Minigolf spielen
- Segeln/Surfen
- Kanu fahren
- Motorrad/Auto fahren
- Tanzen gehen
- Joggen

Sozialkontakte herstellen und pflegen

- Vertraute Personen zum Essen einladen
- Sich verabreden
- Telefonieren
- Alte Bekanntschaft aufleben lassen
- Neue Bekanntschaft machen
- Brief oder E-Mail schreiben

- Auf eine Party gehen
- Geschenke machen
- Ein Kompliment machen
- Fremde Menschen anlächeln oder grüßen

Kreativität mobilisieren und fördern

- Etwas dekorieren
- Malen, basteln
- Handarbeit (stricken, häkeln, sticken)
- Etwas entwerfen oder zeichnen
- Kleidung selbst nähen
- Etwas gestalten mit Holz, Ton, Leder, Perlen usw
- Fotografieren
- Wohnung aufräumen, umräumen
- Wohnung renovieren/streichen
- Etwas verkaufen

- Gegenstände reparieren (Fahrrad etc.), Antiquitäten restaurieren
- Durch Geschäfte bummeln (Kleiderläden, Baumarkt, Möbelhaus, etc.)
- Auf den Flohmarkt gehen
- Eine Opern-/Ballett-/Theateraufführung besuchen
- Reisen
- Bibel/Koran/Thora oder andere religiöse Schriften lesen
- Lied, Musikstück, Gedicht texten oder komponieren
- Singen (in einem Chor)
- Zimmerpflanzen pflegen

Den Spieltrieb beleben

- Gesellschaftsspiele spielen
- Karten spielen
- Konzerte oder Sportveranstaltungen besuchen

- In einer Buchhandlung oder Bibliothek schmökern
- Witze lesen

Erledigungs- oder Belastungsberge verkleinern

- Entspannungsübungen machen
- Ein offenes Gespräch führen
- Meditation/Yoga betreiben
- Ins Grüne fahren
- Nickerchen machen

- Nein-sagen
- Ein persönliches Problem lösen
- Jemanden kritisieren
- Jemanden verteidigen oder in Schutz nehmen
- Ein Vorhaben/eine Aufgabe zu Ende bringen

(Fortsetzung)

◘ Tab. 10.1   (Fortsetzung)

Schöne Erlebnisse mit vertrauten Personen

- Mit vertrauter Person zusammen sein
- Zeit mit Kindern verbringen, spielen
- Mit seinen Eltern zusammen sein
- Sich mit einem Haustier beschäftigen
- Etwas für die Familie kaufen
- Jemanden küssen
- Sich in den Arm nehmen lassen

- Kuscheln, Schmusen
- Jemandem sagen, dass man die Person liebt
- Über Sexualität sprechen
- Sexuell aktiv sein, Befriedigung finden
- Positive Zukunftspläne schmieden
- Über Leute nachdenken, die man mag
- Fröhlich sein, gute Stimmung verbreiten

Selbstförderung

- Schick anziehen
- Eigene Homepage gestalten
- Fachliteratur, Ratgeber oder Sachbuch lesen
- Computerprogramm schreiben
- Finanzielle Angelegenheiten regeln
- Bewerbungen schreiben
- Tagebuch schreiben
- Stadtführung machen

- Museumsbesuch
- Volkshochschulkurs belegen
- Sprache lernen
- Geschichten schreiben
- Musikinstrument spielen
- Etwas Neues lernen
- Kulturveranstaltungen besuchen (Vorträge, Ausstellungen etc.)

Sich Gutes tun, genießen, die Sinne schulen

- Barfuß laufen
- Musik hören
- Karussell fahren
- Kuchen backen
- Schönes Kleidungsstück kaufen
- In der Stadt bummeln
- Den ganzen Tag im Bett bleiben
- Ausgiebiges Frühstück
- Im Kerzenschein sitzen
- Alte Fotos angucken
- Urlaub planen, buchen
- Vögel füttern
- In der Sonne sitzen
- Meditieren, beten, eine religiöse Veranstaltung besuchen
- Den Sonnenuntergang beobachten

- Nur so herumsitzen und nachdenken
- Einem Windspiel zuhören/zusehen
- Unter einem Baum sitzen
- Eis essen
- In einem Restaurant/Café sitzen
- Tee/Kaffee trinken
- Gutes Buch lesen
- Schaumbad nehmen
- Vor sich hinsingen
- Den Geräuschen der freien Natur zuhören
- Den Himmel, Wolken oder einen Sturm beobachten
- Dinge aus der Natur sammeln
- Sich frisieren und/oder schminken
- Frisörbesuch
- Wellness (Massage, Sauna)

Neues oder Ungewöhnliches wagen

- Eine fremde Stadt erkunden
- Abends lange aufbleiben/morgens vor allen aufstehen
- Sich verkleiden
- Vergnügungspark besuchen
- Schneeballschlacht
- Sandburg bauen

- Kalte Dusche
- Tagträumereien
- Zirkusbesuch
- Zoobesuch
- Ein neues Vorhaben beginnen
- Einen Baum umarmen

Fortsetzung Beispiel Sophie: Förderliche Aktivitäten
Wenn ich nicht einschlafen kann: Ein schönes Buch lesen (mit beiden Händen festhalten); mir Musik anmachen über Kopfhörer (Handschuhe anziehen).

Nachdem ich geknibbelt habe und mich deshalb mies fühle: Meine Haut eincremen, um sie zu pflegen; einen Kaffee mit Milchschaum zubereiten und in der Küche trinken, Kerze und Musik dazu anmachen; mir schöne Koch- oder Backrezepte überlegen, die ich mal wieder machen könnte.

Wenn ich mir etwas Gutes tun will: Ein warmes Bad nehmen; mit jemandem einen schönen Ausflug machen; schönen Film schauen.

10.5 Förderliche Aktivitäten ausprobieren

Unternehmen Sie die von Ihnen in Ihrer Liste notierten förderlichen Aktivitäten in der jeweiligen Situation. Gehen Sie die Aktivitäten der Reihe nach durch und beobachten Sie dabei, ob sich etwas an Ihrer **Stimmung** und Ihren **Gefühlen** verändert. Tritt der gewünschte Effekt nicht ein, überlegen Sie, welche anderen Aktivitäten Ihnen vielleicht besser helfen könnten und überarbeiten Sie Ihre Liste. Die ◘ Tab. 10.1 mit förderlichen Aktivitäten kann Ihnen dabei immer wieder neue Anregungen und Ideen geben – auch von Dingen, die Sie vielleicht bisher noch nie ausprobiert haben.

Neue Aktivitäten ausprobieren

10.6 Zusammenfassung: Mir etwas Gutes tun

Klasse, Sie haben sich nun vier Knibbelstopp-Strategien erarbeitet, die an drei Schnittstellen im Knibbelkreislauf ansetzen und diese gründlich ausprobiert. Die **Stimuluskontroll-Techniken** helfen Ihnen, sich in typischen Knibbeldrang-Situationen vor aufkommendem Knibbeldrang zu schützen. Die **Knibbel-Gegenbewegung** hilft Ihnen bei Knibbeldrang gezielt anders zu handeln. Durch das aufmerksame **Beobachten von Gedanken** und Gefühlen können Sie automatische Gedanken erkennen und umwandeln. Sie haben Ihre Liste mit förderlichen Aktivitäten, die Ihnen **angenehmere Gefühle** verschaffen und Sie von unangenehmen Gefühlen ablenken können. Sie haben bereits unglaublich viel gelernt und mit dem Buch geübt. Im nächsten Kapitel geht es nun darum, diese positiven Veränderungen aufrecht zu erhalten und sich für die Zukunft zu wappnen.

- Ich habe mir bewusstgemacht, welche förderlichen Aktivitäten mir wann, wo und wie helfen können.
- Ich habe mich mit unterschiedlichen Entspannungsverfahren beschäftigt und das eine oder andere ausprobiert.
- Ich habe meine eigene Liste förderlicher Aktivitäten, für unterschiedliche Gefühlssituationen, erstellt.
- Ich habe förderliche Aktivitäten ausprobiert und dabei beobachtet, wie sich meine Gefühle verändern.
- Ich habe weiterhin meine Knibbel-Gegenbewegung gemacht, meine Stimuluskontroll-Veränderungen umgesetzt und das Gedanken-Umwandeln geübt.
- Ich notiere mein Knibbelverhalten so regelmäßig wie möglich.

Literatur

Jacobson E (1938) Progressive relaxation. University of Chicago Press, Chicago

Kabat-Zinn J (2013) Full catastrophe living: using the wisdom of your body and mind to face stress, pain, and illness. Bantam Books, New York

Petermann U, Pätel J (2009) Entspannungsverfahren. In: Schneider S, Margraf J (Hrsg) Lehrbuch der Verhaltenstherapie: Störungen im Kindes- und Jugendalter, Bd 3. Springer, Heidelberg, S 243–254

Weiterführende Literatur

Claiborn J, Pedrick C (2001) The habit change workbook: how to break bad habits and form good ones. New Harbinger Publications Incorporated, Oakland

Franklin ME, Tolin DF (2007) Treating trichotillomania: cognitive-behavioral therapy for hairpulling and related problems. Springer Science & Business Media, New York

Michalak J, Heidenreich T, Williams JMG (2012) Achtsamkeit. Hogrefe, Göttingen

Mich für die Zukunft wappnen

© Springer-Verlag GmbH Deutschland, ein Teil von Springer Nature 2020
L. M. Mehrmann und A. L. Gerlach, *Ratgeber Skin Picking*,
https://doi.org/10.1007/978-3-662-60469-4_11

Wenn Sie dieses Kapitel gelesen und die Aufgaben bearbeitet haben, …

- haben Sie eine handliche Zusammenfassung der Knibbelstopp-Strategien.
- kennen Sie den Unterschied zwischen einem Rückfall und einem Ausrutscher.
- kennen Sie Ihre individuellen Risikosituationen.
- wissen Sie, wie Sie mit Ausrutschern und Rückfällen umgehen können.
- haben Sie Ihren individuellen Notfallplan erstellt.

> **Wichtig**
> **Das Knibbeln vorübergehend einzuschränken sind die ersten 50 % der Arbeit, langfristig mit deutlich weniger Knibbeln zu leben sind die anderen 50 %.**

Veränderungen im Alltag beibehalten

Wie der Satz oben andeutet, ist das kurzzeitige Einschränken des Knibbelns ein wichtiger und großer Schritt, aber trotzdem nur die Hälfte der Arbeit. Die nächste Herausforderung liegt noch vor Ihnen: Sich nach dem Lesen des Buchs auch im Alltag an die Inhalte zu erinnern, erlernte Strategien auch längerfristig konsequent anzuwenden und mit Rückschlägen umgehen zu können. Dieses Kapitel soll Sie auf diese Zeit vorbereiten und Sie unterstützen Ihre langfristigen Ziele zu erreichen. Es ist somit **eines der wichtigsten Kapitel,** da es über den anhaltenden Erfolg Ihrer Verhaltensänderung entscheidet!

11.1 Zusammenfassung: Knibbelstopp-Strategien

◘ Tab. 11.1 bietet Ihnen einen kurzen Überblick über das, was Sie sich schon erarbeitet haben.

11.2 Informationen zur Prognose und Rückfallrisiko

Bei Skin Picking ist eine deutliche Verminderung des Knibbelverhaltens bis hin zu einer völligen „Knibbel-Abstinenz" möglich. Wichtigste Voraussetzung, um dieses Ziel zu erreichen, ist Ihre eigene **Motivation.** Auch wenn Sie sich in den letzten Wochen intensiv mit sich selbst und Ihrem Knibbeln beschäftigt haben, ist es damit allein nicht getan. Um langfristig das Knibbelverhalten zu kontrollieren, bedarf es auch in Zukunft viel Arbeit Ihrerseits.

◘ Tab. 11.1 Zusammenfassung Knibbelstopp-Strategien

Kapitel	Inhalt	Übungen	Was tun?
Mich verstehen – was hilft mir wirklich bei Skin Picking?	Der Kreislauf des Knibbelns und wie Sie ihn durchbrechen können	1: Mein Knibbelkreislauf	– Mir den Teufelskreislauf des Knibbelns anschauen – Wie läuft der Kreislauf bei mir selbst ab? – An welchen Stellen könnte ich den Kreislauf durchbrechen?
Mich beobachten – die Detektivarbeit	Das eigene Knibbeln beobachten und wiederkehrende Muster erkennen	2: Dem Knibbeln auf der Spur 3: Knibbelanalyse(n) 4: Knibbeltagebuch	– Regelmäßig ein Knibbelprotokoll führen – Knibbelanalyse zu einer oder mehreren typischen Knibbelsituationen erstellen
Mich motivieren	Durchhalten, auch wenn es schwer fällt	5.1: Vor- und Nachteile einer Veränderung 5.2: Kurz- und langfristige Veränderungen	– Vor- und Nachteile für oder gegen eine Veränderung des Knibbelverhaltens aufschreiben. Diese dann nach kurz- und langfristig unterscheiden und beide Seite gegeneinander abwägen
Mir Ziele setzen	Ziele für die eigene Veränderung formulieren	6: Bisherige Bemühungen 7: Wieso jetzt? 8: Meine persönlichen Ziele	– Mir meine bisherigen Bemühungen, um mit dem Knibbeln aufzuhören, vergegenwärtigen – Mir bewusstmachen, wieso ich aktuell etwas gegen das Knibbeln tun möchte – Mir selbst realistische und erreichbare Ziele setzen. Diese Ziele genau definieren und aufschreiben – Mich einer nahestehenden Person anvertrauen und ihr von meinen Zielen berichten
Mir (Knibbel-) Freiräume schaffen	Stimuluskontrolle, um knibbeln zu erschweren bzw. unmöglich zu machen	9.1: Meine Risikosituationen – Teil I 9.2: Meine Risikosituationen verändern 10: Mein Stimuluskontroll-Plan	– Persönliche Risikosituationen und -momente erkennen und notieren – Mir Strategien der Stimuluskontrolle aussuchen – Stimuluskontroll-Strategien im Alltag anwenden – Mithilfe des Stimuluskontroll-Plans unterschiedliche Strategien bewerten und verbessern

(Fortsetzung)

◻ Tab. 11.1 (Fortsetzung)

Kapitel	Inhalt	Übungen	Was tun?
Mich stoppen	Knibbel-Gegenbewegung wenn Knibbeldrang besteht	11: Knibbeldrang 12: Knibbel-Gegenbewegung auswählen 13: Trockenübung ohne Knibbeldrang 14: Gegenbewegung bei Knibbeldrang 15: Gegenbewegung im Alltag einsetzen	– Das Gefühl knibbeln zu wollen (Knibbeldrang) so genau wie möglich beschreiben, um es immer frühzeitiger wahrnehmen zu können – HRT-Bewegungen auswählen – HRT-Bewegungen im Alltag anwenden – Mithilfe des HRT-Plans die Anwendung und den Nutzen der HRT-Bewegung auswerten
Mir hilfreiche Gedanken machen	Veränderung der Denkmuster, um sich von negativen Gedanken loszumachen	16: Gedankenprotokoll 17: Zuordnung der Gedanken zu Gedankenverzerrungen 18: Umwandlung hinderlicher Gedanken	– Gedankenprotokolle führen – Mir die Liste mit typischen Gedankenmustern anschauen – Meine eigenen Gedanken auf typische Denkverzerrungen untersuchen – Mit Hilfe von bestimmten Fragen negative oder blockierende in förderliche Gedanken umwandeln
Mir etwas Gutes tun	Aktivitätsaufbau für einen ausgeglichenen Lebensstil	19: Meine förderlichen Aktivitäten	– Aus der Liste mit förderlichen Aktivitäten diejenigen auswählen, die angenehm sind und mir helfen, meine Ziele zu erreichen – Förderliche Aktivitäten für unterschiedliche Situationen auswählen und in diesen Momenten in die Tat umsetzen – Entspannungsübungen durchführen
Mich für die Zukunft wappnen	Rückfallvorsorge, Beibehalten der erreichten Veränderungen	20: Meine Risikosituationen – Teil II 21: Mein Notfallplan 22: Ausrutscheranalyse (bei Bedarf)	– Mir meine geleistete Knibbelstopp-Arbeit anschauen – Mögliche Risikosituationen erkennen und eigenes Handeln für diese Situationen planen – Vergangene Ausrutscher bzw. Rückfälle auswerten mithilfe der Ausrutscheranalyse – Meinen eigenen Notfallplan erstellen oder aktualisieren – Dem Schema „Umgang mit einem Ausrutscher" folgen
Allgemeines			– Mich selbst loben! – Mir Sophies Beispiele durchlesen – Mich mit anderen Betroffenen zusammentun und darüber reden oder einfach gemeinsam Aktivitäten machen, ohne über das Knibbeln reden zu müssen – Mir von meiner Familie oder meinen Freunden Unterstützung einholen – In eine Selbsthilfegruppe gehen – Meine Geschichte mit anderen teilen

Nachricht von Sophie
Liebe*r Skin Picking Betroffene*r,
wow, Du bist weit gekommen!!! Da hast Du in der letzten Zeit ein Riesenstück Arbeit geleistet! Aus persönlicher Erfahrung kann ich Dir sagen, dass die nächsten Wochen genauso wichtig sind wie die vergangenen. In stressigen Lebensphasen und Belastungsmomenten neige ich dazu, doch immer mal wieder zu knibbeln. Das geht vielen Betroffenen so. Du kennst es wahrscheinlich genauso gut wie ich. Man denkt, man hat es geschafft mal wirklich weniger zu knibbeln und ein paar Wochen später ist man doch wieder vermehrt dabei. **Manchmal fühlt sich das dann so an, als ob man gar nichts erreicht hätte.** In solchen Momenten ist es ganz wichtig, dass Du nicht den Kopf in den Sand steckst oder Dich im Badezimmer verkriechst! Mir hilft dabei mir klar zu machen, dass zwischen einem „Ausrutscher" und einem „Rückfall" ein entscheidender Unterschied besteht!

Ein **Ausrutscher** kann z. B. ein einmaliges Knibbeln oder ein Tag mit Knibbeln sein und bedeutet nicht, dass Sie gleich wieder zu hundert Prozent in Ihr altes Muster aus regelmäßigem täglichem Knibbeln zurückfallen. Vielmehr sind solche Ausrutscher ein wichtiger Hinweis. Er ist ein deutliches Zeichen dafür, dass Sie wieder verstärkt auf sich, Ihre Lebenssituation, Ihren Umgang mit sich und Ihren Gefühlen sowie Ihren Umgang mit Knibbeln achten müssen. Erst wenn immer mehr Ausrutscher dicht hintereinander vorkommen, Sie nicht mehr auf sich achten und vor allem, wenn Sie keine Anstrengungen mehr unternehmen und schließlich vor dem Knibbeln kapitulieren – erst dann wäre das ein echter **Rückfall.**

Ausrutscher vs. Rückfall

11.3 Rückfallvorsorge

11.3.1 Früherkennung von Risikosituationen

Nachricht von Sophie
Ein Knibbel-Ausrutscher ist noch kein Rückfall und bedeutet nicht, dass Du nun wieder hemmungslos knibbeln wirst. Sei nicht zu streng mit Dir! Nur wenige Menschen schaffen es direkt, kaum noch zu Knibbeln, ohne Erfahrungen mit Ausrutschern zu machen. Außerdem sind die sogar manchmal gar nicht schlecht, weil man sich selbst so ein Stück besser kennen lernt. Ich kann mich dann für das nächste Mal vorbereiten und mich in dieser Situation besser schützen.

Sie haben sicherlich bereits Erfahrungen mit erfolglosen Versuchen gemacht, mit dem Knibbeln aufzuhören. Diese Vorerfahrungen kann man nutzen und die Situationen, in denen man früher gescheitert ist, sorgfältig analysieren, um so besonders riskante Verhaltensweisen, Situationen oder Momente zu erkennen. Dabei können für verschiedene Personen sehr unterschiedliche Auslöser wichtig sein. Manche knibbeln eher, wenn sie sich langweilen, andere eher, wenn sie richtig sauer oder gestresst sind, manche wiederum bei der normalen Körperpflege, nach dem Duschen.

> **Wenn man seine eigenen Risikomomente kennt, kann man sich besser darauf vorbereiten oder ihnen aus dem Weg gehen!**

Am Anfang muss man deutlich mehr Aufmerksamkeit für den Erhalt der neu gewonnenen Fähigkeiten und Bewältigungsmethoden aufwenden als später. Wann sind Sie besonders anfällig zu knibbeln? Wie fühlen Sie sich, bevor Knibbeldrang aufkommt?

Übung 20: Meine
Risikosituationen – Teil II

Übung 20: Meine Risikosituationen – Teil II
In der Übung 9.1 „Meine Risikosituationen – Teil I" (▶ Kap. 7: Mir [Knibbel-]Freiräume schaffen) haben Sie Ihre typischen Risikosituationen und -zustände eingetragen. Bringen Sie sie auf den neusten Stand, indem Sie Ihre Erfahrungen mit Ausrutschern ergänzen. Ziehen Sie hierzu auch noch einmal die Informationen aus Übung 6 „Bisherige Bemühungen" (▶ Kap. 6: Mir Ziele setzen) hinzu. Um zukünftiges Knibbeln zu vermeiden, können Sie bereits aus Ihren vergangenen Erfahrungen einen Nutzen ziehen. Sammeln Sie alle möglichen Momente und Situationen, die für Sie persönlich mit dem Risiko verbunden sind, wieder zu knibbeln. Notieren Sie Ihre **Risikosituationen** und lassen Sie Platz frei, um weiterhin aufmerksam auf Risikosituationen zu achten und diese später zu ergänzen. Beschreiben Sie die Situation so genau wie möglich. Folgende Fragen können Ihnen dabei helfen, Ihre Liste mit Risikosituationen zu aktualisieren:
— Welche der aufgeführten Punkte sind für Sie weiterhin aktuell?
— Was sind mögliche Problem- und Risikosituationen für Sie? In welchen Momenten fällt es Ihnen noch besonders schwer nicht zu knibbeln?
— Welche Situationen kommen zukünftig auf Sie zu, in denen Sie den Drang zu knibbeln bekommen könnten?
— Welche Frühwarnzeichen gibt es, die Ihnen als erste Hinweise für solche Situationen dienen können?
— Gibt es eine wiederkehrende Abfolge von Veränderungen, die möglicherweise Rückschlüsse auf Ihre aktuelle Anspannung erlauben?

Beispiel Sophie: Meine Risikosituationen – Teil II

Risikosituation 3: Abends nicht einschlafen können

- **Situation:** Nichts Anderes zu tun, Hände frei, Körperstellen einfach zugänglich
- **Gedanken:** „Es ist schon so spät.", „Morgen bin ich bestimmt ganz müde."
- **Gefühle:** Unruhig, Knibbeln würde mich ablenken
- **Mögliche Vermeidung:** Erst ins Bett gehen, wenn ich wirklich müde bin.
- **Alternative Handlungen:** Mich ablenken, Musik hören, Buch lesen

Risikosituation 4: Nach dem Sport

- **Situation:** Haut ist durchblutet, Gesicht gerötet, viele Hautauffälligkeiten sichtbar
- **Gedanken:** „Mein Gesicht sieht wieder ganz schlimm aus."
- **Gefühle:** Traurig, verärgert, erschöpft, manchmal auch aufgekratzt
- **Mögliche Vermeidung:** Direkt duschen, nicht zu heiß, Gesicht mit kühlem Wasser abwaschen. Innenraumlicht im Auto (schon vorher) ausschalten, um mich nicht selbst im Rückspiegel zu sehen.
- **Alternative Handlungen:** Beim Sport duschen statt zu Hause, nicht alleine vorm Spiegel stehen.

11.3.2 Vorbeugung und Bewältigung von schwierigen Situationen und Gefühlen

Nachdem Sie Ihre Risikosituationen gesammelt haben, können Sie Ihren eigenen Notfallplan erstellen. Der Notfallplan ist in vier Bereiche unterteilt.

1. Strategien, die bereits auf **frühe Anzeichen** eines drohenden Ausrutschers reagieren.
2. Strategien, die bei der Bewältigung von auflebendem **Knibbeldrang** helfen.
3. Strategien, die bei der Bewältigung eines tatsächlichen **Ausrutschers** bzw. Rückfalls helfen.
4. Strategien, im Umgang mit „**Selbstsabotage**" (Wenn ich mir selbst ein Bein stelle).

Wählen Sie für Ihren persönlichen Notfallplan die zu den Risikosituationen passenden Strategien aus und notieren Sie sich diese. Greifen Sie hierbei auf alles zurück, was Sie in diesem Ratgeber gelernt haben. ◙ Tab. 11.1 bietet noch mal eine Zusammenfassung aller möglichen Strategien, um mit Knibbeln und dem

Drang danach anders umzugehen. Ergänzen Sie Ihren Notfallplan, wenn neue hilfreiche Strategien oder neue Problemsituationen hinzukommen.

Übung 21: Mein Notfallplan

> **Übung 21: Mein Notfallplan**
> Schreiben Sie sich einen persönlichen Notfallplan. Finden Sie für jede Situation ungefähr fünf Strategien, um damit umzugehen. **Ziel: Bei Knibbeldrang oder geknibbelter Haut nicht den Kopf verlieren.** Schwach geworden oder kurz davor? Direkt handeln! Folgen Sie Ihren Notfall-Strategien: Meine Knibbelstopp-Strategien, …
> - die mir bereits bei **frühsten Anzeichen** eines drohenden Rückfalls helfen.
> - die mir bei der Bewältigung von **aufkommendem Knibbeldrang** helfen.
> - die mir bei der Bewältigung eines **Ausrutschers** helfen.
> - im Umgang mit „**Selbstsabotage**" helfen.

Notfallplan immer und überall griffbereit haben

Kopieren Sie Ihren Notfallplan mehrmals und lagern Sie ihn an gut auffindbaren Orten, z. B. in Ihrem Taschenkalender, am Kühlschrank, auf dem Schreibtisch oder der Nachttischschublade. Speichern Sie Ihren Notfallplan auf Ihrem Smartphone. Bei einem Ausrutscher bzw. Rückfall sollte er möglichst **schnell griffbereit** sein, damit Sie direkt handeln können und nicht erst suchen müssen. Sie können den Notfallplan auch einer Person Ihres Vertrauens geben. Diese Person kann den Plan dann gemeinsam mit Ihnen besprechen und durchgehen.

Beispiel Sophie: Mein Notfallplan
Sophies Knibbelstopp-Strategien:
- bei **frühsten Anzeichen** eines drohenden Rückfalls:
  1. Ablenkung – raus gehen, Einkaufen, unter Leute gehen
  2. Jemanden anrufen
  3. Nach der Arbeit Sport machen, um abends müder zu sein
- bei **aufkommendem Knibbeldrang:**
  1. Raum verlassen, Türe von außen abschließen und den Schlüssel ans andere Ende der Wohnung legen
  2. Knibbel-Gegenbewegung ausführen (Arme gepresst nach unten und Finger spreizen)
  3. Mit meinem Knetball in den Händen spielen
- bei einem **Ausrutscher:**
  1. Haut eincremen, Wunden versorgen, Raum verlassen
  2. Negative Gedanken aufschreiben und in hilfreiche umwandeln
  3. Etwas Angenehmes unternehmen, z. B. einen Spaziergang machen

- bei „Selbstsabotage"
  1. Wenn ich merke, dass ich Lust habe mich mit knibbeln zu
     belohnen, etwas Anderes überlegen zur Belohnung
  2. Auf anderen Wegen Energie abbauen, z. B. Laufen gehen,
     Sex.

11.4 Verhalten bei kleineren und größeren Ausrutschern

Es ist passiert und Sie haben wieder geknibbelt? Vermutlich sind Sie jetzt enttäuscht. Kopf hoch, Sie können daraus etwas für das nächste Mal lernen. Folgen Sie dem Schema: **Umgang mit Ausrutschern.**

1. **Stoppen** Sie sich beim Knibbeln, sobald Sie merken, dass Sie gerade wieder in das alte Verhalten gerutscht sind. Führen Sie die Notfallstrategien, die Ihnen bei der Bewältigung eines Ausrutschers helfen, aus Ihrem Notfallplan durch.
2. **Wichtigste Regel:** Handeln Sie rasch! Warten Sie nicht erneutes Knibbeln ab und schieben Sie Ihre Gegenreaktion nicht auf. Überlegen Sie sofort, welche Schritte aktuell notwendig sind, um weiteren Knibbeldrang bzw. Knibbeln zu vermeiden, auch wenn Sie sich gerade wieder vermeintlich sicher fühlen. Welche Knibbelstopp-Strategien sollten Sie wieder regelmäßig umsetzen? Welche Inhalte dieses Buches sollten Sie sich noch mal in Erinnerung rufen?

> „Einmal ist keinmal" zählt in diesem Falle nicht! Bei Angewohnheiten wie Knibbeln ist es unverzichtbar, Veränderungen aufmerksam zu beobachten und entsprechend zu reagieren. Nur so können Sie eine positive Veränderung langfristig aufrechterhalten.

3. **Notieren** Sie wieder Ihr Knibbelverhalten. Auch wenn Sie anschließend gar nicht wieder knibbeln sollten, hilft Ihnen das Dokumentieren Ihren Erfolg zu erkennen oder bei weiteren Ausrutschern die Auslösebedingungen zu erkennen.
4. Wenden Sie die **Knibbelstopp-Strategien** wieder vermehrt im Alltag an. Die goldene Regel lautet: **„So wenig wie möglich, so viel wie nötig."** Nach einem Ausrutscher braucht es kurzfristig vermutlich mehr Aufmerksamkeit und Aufwand im Alltag. Nach einer Weile können Sie die Strategien wieder schrittweise zurückfahren, solange kein erneutes Knibbeln auftritt.
   Werten Sie Ihren Ausrutscher oder Rückfall mithilfe der folgenden Übung (Übung 22: **Ausrutscheranalyse**) aus: Was hat dazu geführt? In welchen Situationen ist Ihr Risiko

wieder zu knibbeln erhöht? Ergänzen Sie diese (neuen) Risikosituationen auf Ihrem Notfallplan. Welche Frühwarnzeichen gab es, auf die Sie beim nächsten Mal anders reagieren können? Tragen Sie diese neuen Frühwarnzeichen in Ihre Liste mit Risikosituationen ein und wählen Sie entsprechende Notfallstrategien für einen solchen Fall für Ihren Notfallplan aus.

Ziel: Aus einem Ausrutscher oder Rückfall für die Zukunft lernen.

Denken Sie über Ihren Ausrutscher oder Rückfall nach. Was hat dazu geführt? Wenn Sie die Gründe erkennen, können Sie für das nächste Mal vorbeugen.

Übung 22: Ausrutscheranalyse (bei Bedarf)

11

Übung 22: Ausrutscheranalyse (bei Bedarf)
Beantworten Sie die folgenden Fragen zu Ihrem Knibbel-Ausrutscher:
- Wie sah Ihr Knibbel-Ausrutscher aus? In welcher Situation haben Sie geknibbelt und wie lange?
- Was genau hat dazu geführt, dass Sie wieder stark geknibbelt haben? Welche Frühwarnzeichen gab es? (Gehen Sie hierbei chronologisch vor.)
- Wie können Sie nächsten Mal anders auf Ihre Frühwarnzeichen reagieren?
- In welchen Situationen ist Ihr Risiko zu knibbeln aktuell wieder stärker?

5. **Achten Sie auf Selbstsabotage:** Manchmal tricksen wir uns selbst aus, indem wir uns – vielleicht sogar aktiv – in riskante Situationen begeben. Dabei merken wir anfangs gar nicht, wohin uns unser Verhalten langsam aber sicher steuert. Um herauszufinden, ob das auch bei Ihnen der Fall ist, lohnt es sich die Rückfallsituationen zurück zu verfolgen. Wenn Sie z. B. Ihren Ausrutscher abends vor dem Fernseher erlebt haben: Überlegen Sie noch einmal, wie Sie dorthin gekommen sind. Haben Sie Entscheidungen getroffen, die hierfür wichtig waren? Haben Sie beispielsweise einer Freundin abgesagt? Hatten Sie eigentlich etwas Anderes vor, was vielleicht anstrengender, aber sicherer gewesen wäre? Hatten Sie Erlaubnisgedanken? Das Erkennen dieser Abläufe von Entscheidungen und Handlungen, ist eine wichtige Vorbereitung auf ähnliche, zukünftige Situationen. Denken Sie also an mögliche Selbstsabotage, wenn Sie sich nach einem Ausrutscher wieder verstärkt um das Knibbeln kümmern wollen.

Je häufiger Sie kritische Momente und Risikosituationen ohne Ausrutscher oder Rückfall meistern, desto mehr Selbstvertrauen können Sie aufbauen, schwierige Situationen zu bewältigen. Aus jedem Rückfall gehen Sie **stärker und schlauer** hervor und sind für das nächste Mal besser vorbereitet. Ausrutscher gehören bei Skin Picking dazu. Sie haben nun alle nötigen Fähigkeiten erworben, um das Beste aus ihnen zu machen.

Beispiel Sophie: Ausrutscheranalyse
Situation: Abends, als ich alleine zu Hause war, habe ich wieder ziemlich lange und intensiv geknibbelt.
Frühwarnzeichen: Alleine zuhause zu sein ist immer kritisch. Mein Mann musste spontan über Nacht weg, was ich erst am Nachmittag erfahren hatte. Auf der Arbeit war viel zu tun und ich hatte keine Zeit und Lust mir Gedanken darüber zu machen. Zu Hause angekommen bin ich als erstes ins Bad, um mir bequeme Kleidung anzuziehen und habe direkt angefangen. Es lief einfach alles entgegen der üblichen Routine ab.
Reaktion auf Frühwarnzeichen: Sobald ich weiß, dass ich alleine zuhause sein werde, plane ich, was ich vorher schon unternehmen kann, z. B. mich mit Freunden verabreden. Wichtig ist, mir für diese Planung kurz Zeit zu nehmen. Das Bad sollte ich, wenn ich alleine bin, meiden. Bequeme Kleidung finde ich auch im Schlafzimmer.
Aktuelle Risikosituationen: Wenn sich spontan etwas verändert, dann bringt mich das aus dem Konzept. Ich sollte meinen Notfall-Plan noch einmal hervorholen und auffrischen. Damit bin ich dann auch auf unvorhergesehene Situationen vorbereitet und habe genug andere Tätigkeiten im Kopf, als zu knibbeln.

11.5 Zusammenfassung: Mich für die Zukunft wappnen

Nachricht von Sophie
Je häufiger Du schwierige Situationen, ohne zu knibbeln meisterst, desto stärker wirst Du.
Je länger Du es geschafft hast, gar nicht zu knibbeln und Anspannung und Stress auf andere Art zu meistern, desto schwächer und seltener wird der Knibbeldrang.
Wenn Du dich bei der Rückkehr in alte Verhaltensweisen erwischst, dann starte wieder von vorne mit Deinen Knibbelstopp-Strategien.
Diesmal wirst Du wahrscheinlich schneller wieder mit dem Knibbeln aufhören können als beim letzten Mal.

Klasse, Sie haben ganze Arbeit geleistet! Nun sind Sie bestens vorbereitet für ein Leben mit einem veränderten Knibbelverhalten.

- Ich habe mir nochmals Gedanken über meine aktuellen Risikosituationen gemacht.
- Ich habe mir einen eigenen Notfallplan mit meinen persönlichen Knibbelstopp-Strategien erstellt.
- Ich habe meinen Notfallplan im Smartphone gespeichert, aufgeschrieben und kopiert. Er ist griffbereit gelagert oder gut sichtbar angebracht.

11.6 Abschluss

Prima, Sie haben nun alle Knibbelstopp-Strategien kennengelernt und ausprobiert. Sie sind bestens ausgerüstet für kommende Situationen mit oder ohne Knibbeln! In den folgenden Buchkapiteln finden Sie weitere Informationen zu anderen körperbezogenen sich wiederholenden Verhaltensweisen sowie Informationen für nahestehende Personen.

Nachricht von Sophie

Liebe*r Skin Picking Betroffene*r,
es hat mir viel Spaß mit Dir gemacht! Ich hoffe, dass Dir dieser Ratgeber dabei geholfen hat, Dein Knibbelverhalten zu verändern. Du hast nun eine Menge wichtiger Strategien gegen Knibbeln in Deinem Gepäck und bist gewappnet für den Weg, der noch vor Dir liegt! Ich wünsche Dir weiterhin viel Erfolg mit Deinem Knibbelstopp und viel Spaß und Freude am Leben mit weniger Knibbeln!
Alles Liebe,
Deine Sophie

Weiterführende Literatur

Bohne A (2009) Trichotillomanie. Hogrefe, Göttingen

Claiborn J, Pedrick C (2001) The habit change workbook: how to break bad habits and form good ones. New Harbinger Publications Incorporated, Oakland

Franklin ME, Tolin DF (2007) Treating trichotillomania: cognitive-behavioral therapy for hairpulling and related problems. Springer Science & Business Media, New York

Trichotillomania Learning Center (2010) Virtual professional training institute: practical training in the treatment of trichotillomania, skin picking and related body-focused repetitive behaviors [DVD]. Trichotillomania Learning Center, Santa Cruz

Vollmeyer K, Fricke S (2012) Die eigene Haut retten. Hilfe bei Skin-Picking. Balance-Ratgeber, Köln

Woods DW, Twohig MP (2008a) Trichotillomania: an ACT-enhanced behavior therapy approach. Therapist Guide. Oxford University Press, Inc., New York

Woods DW, Twohig MP (2008b) Trichotillomania: an ACT-enhanced behavior therapy approach. Workbook. Oxford University Press, Inc., New York

Ratgeber für körperbezogene sich wiederholende Verhaltensweisen

© Springer-Verlag GmbH Deutschland, ein Teil von Springer Nature 2020
L. M. Mehrmann und A. L. Gerlach, *Ratgeber Skin Picking*,
https://doi.org/10.1007/978-3-662-60469-4_12

Nachdem Sie dieses Kapitel gelesen haben, ….
- kennen Sie Trichotillomanie und weitere körperbezogene sich wiederholende Verhaltensweisen.
- haben Sie erfahren, wie man die Inhalte dieses Ratgebers auch auf andere körperbezogene sich wiederholende Verhaltensweisen übertragen kann.

> **Körperbezogene repetitive Verhaltensstörungen**
>
> Sind gekennzeichnet durch wiederkehrende und gewohnheitsmäßige Handlungen, die auf den Körper gerichtet sind. Zu dieser Oberkategorie gehören neben Skin Picking, auch Haareausreißen (Trichotillomanie) und Lippenbeißen.

Skin Picking wird zu den körperbezogenen sich wiederholenden Verhaltensweisen gezählt. Den Betroffenen fällt es schwer, das jeweilige Verhalten zu verringern oder zu stoppen. In der derzeitigen Einordnung psychischer Störungen beinhaltet die Kategorie der körperbezogenen repetitiven Verhaltensstörungen folgende Unterkategorien:
- Trichotillomanie (Pathologisches Haareausreißen)
- Dermatillomanie (Pathologisches Hautzupfen/-quetschen); Skin Picking
- andere näher bezeichnete körperbezogene sich wiederholende Verhaltensstörungen (hierzu zählt beispielsweise Pathologisches Nägelkauen oder das Beißen an der Nagelhaut).

12.1 Trichotillomanie (Haareausreißen)

> **Trichotillomanie (Pathologisches Haareausreißen)**
>
> Betroffene verspüren einen starken inneren Drang, sich wiederholt Haare auszureißen, dem sie kaum Widerstand entgegensetzen können.

Starker Haarverlust wird sichtbar

Das Haareausreißen kann Kopfhaare, Wimpern, Augenbrauen, Gesichtshaare, Körperbehaarung oder Schamhaare betreffen. Bei manchen erfolgt das Haareausreißen bewusst oder unbewusst, während die Person gerade auf eine andere Tätigkeit konzentriert ist. Jeder Mensch hat ungefähr 100.000 Haare auf dem Kopf und uns fallen jeden Tag **ungefähr 100 Haare** aus. Unsere Haare wachsen, je nach Körperregion und Veranlagung, unterschiedlich schnell. Die Wachstumsgeschwindigkeit beträgt **ca. 1 cm pro Monat.** Bis also ein mittellanges Kopfhaar nachgewachsen ist, dauert es mehrere Monate bis Jahre. Ein Haar auszureißen geht innerhalb weniger Millisekunden. Im Vergleich zum natürlichen täglichen Haarverlust fallen ein paar Haare, die zusätzlich ausgerissen werden, zunächst nicht auf. Findet das Haareausreißen jedoch über einen längeren Zeitraum statt oder wiederholt sich an mehreren Tagen, können sichtbare, kahle Stellen entstehen. Bis diese wieder nachwachsen, dauert es sehr lange. Diese kahlen Stellen führen zu großer Scham bei den Betroffenen. Insbesondere auf der Kopfhaut lassen sich kahle Stellen nur schwer verstecken. Im westlichen Kulturkreis werden Kopfhaare nicht verhüllt und es gilt als unhöflich, eine Kopfbedeckung in geschlossenen Räumen aufzulassen. Unsere Haare sind deshalb häufig sichtbar.

Übermäßiges Haareausreißen wirkt sich auf alle Lebensbereiche aus. Betroffene zweifeln an sich selbst, es kommt oft zu Streitigkeiten in der Familie oder Unverständnis im Freundeskreis. In Schule, Ausbildung oder Beruf können kahle Stellen nur schwer versteckt werden. Die gut sichtbaren Folgen ihres Problemverhaltens zu verstecken ist schwierig. Dies macht es für Betroffene zu einer besonders **großen Belastung** und führt zu **viel Vermeidungsverhalten.** Wenn jemand unter wiederholtem Haareausreißen und dessen Folgen leidet, handelt es sich um eine behandlungsbedürftige Erkrankung. Für die Behandlung von Trichotillomanie sind psychologische Psychotherapeutinnen und Psychiater zuständig.

> Negative Folgen des Haareausreißens

Beispiel Marie: Haareausreißen

Am Ende des Tages fühle ich mich oft ausgelaugt. Wenn ich alleine zu Hause bin, setze ich mich meist vor den Fernseher und mache es mir in meiner Sofa-Ecke gemütlich. Ganz automatisch wandert meine Hand dabei zu meinen Haaren. Oft streiche ich mehrfach über meine Haare und fühle, ob sie irgendwo verknotet sind. Es gibt manche Haare, die haben eine sehr raue Oberfläche, kräuseln sich und ragen irgendwie hervor. Wenn ich so ein Haar gefunden habe, dann reiße ich es aus. Mehrmals taste ich die Oberfläche ab und ziehe das Haar durch meine Finger. Nach einer Weile lasse ich das Haar dann entweder fallen oder zerkaue es mit den Zähnen. Auch wenn ich weiß, dass es eigentlich total eklig ist, schlucke ich die Haarstücke dabei manchmal auch runter. Danach suche ich das nächste Haar, das sich rau anfühlt. Um sichtbare kahle Stellen zu vermeiden, versuche ich an unterschiedlichen Stellen Haare auszureißen.

12.2 Andere körperbezogene sich wiederholende Verhaltensweisen

Andere körperbezogene sich wiederholende Verhaltensweisen können die folgenden Bereiche betreffen:

- Nägelkauen (Onychopahgie)
- Zerstörung der Nägel und Nagelplatten (Onychotillomanie)
- Haare verschlucken/essen (Trichophagia)
- Hautbeißen/-essen (Dermatophagie), häufig an der Nagelhaut
- Lippenbeißen
- Wagenbeißen (Morsicatio buccarum)
- Zungebeißen

Skin Picking, Trichotillomanie und jede andere körperbezogene sich wiederholende Verhaltensweise haben eines gemeinsam: Der **innere Drang** diesem Verhalten nachzugeben ist so groß, dass es Betroffenen kaum gelingt, dem etwas entgegenzusetzen. „Einfach aufhören", wie es Betroffene häufig zu hören bekommen, funktioniert nicht. Was wiederum nicht bedeutet, dass Betroffene sich nicht wünschen würden, damit aufhören zu können.

> **Für jeder dieser oder ähnlichen Verhaltensweisen gilt: Wenn die Belastung durch das Verhalten an sich und dessen Folgen groß ist und es zu Einschränkungen in wichtigen Lebensbereichen kommt, handelt es sich um eine behandlungsbedürftige Erkrankung (Psychotherapie).**

12.3 Sich selbst helfen bei körperbezogenen sich wiederholenden Verhaltensweisen

Die Inhalte dieses Ratgeberbuchs haben sich bisher auf Skin Picking, als körperbezogene sich wiederholende Verhaltensweise, konzentriert. Skin Picking, Haareausreißen und Nägelkauen unterscheiden sich in den Bewegungsabläufen sowie betroffenen Körperstellen voneinander.

Negativer Kreislauf eines Verhaltens

Der **Kreislauf,** wie in ▶ Kap. 3 (Mich verstehen – was hilft mir wirklich bei Skin Picking?) beschrieben, ist bei allen ähnlich: Eine Situation mit einem **Auslösereiz** führt zum **Drang,** die Körperoberfläche zu bearbeiten. Dieser Drang ist so unangenehm und schwer auszuhalten, dass ihm nachgegeben wird und es zur **Bearbeitung** von Haut, Haaren oder Nägeln kommt. Kurzfristige Konsequenzen können angenehme Gefühle wie Erleichterung, Entspannung, kleine Erfolgserlebnisse sein. **Negative Folgen** der Bearbeitung überwiegen meist schnell. Hautverletzungen, Schmerz und kahle Stellen gehen mit großen Scham- und Schuldgefühlen über die eigene Schwäche einher.

Bei **unbewusster Bearbeitung** von Haut, Haaren oder Nägeln fehlt das starke Dranggefühl. Jemand sitzt vor dem Fernseher und sieht nach einer Weile, dass ganze Haarbüschel im Schoß liegen. Wenn man vertieft in eine Tätigkeit ist, läuft das Bearbeiten von Körperstellen manchmal ganz automatisch ab. Hier lautet das erste Ziel die Situationen, in denen automatische Manipulation geschieht, zu erkennen, um damit das Verhalten beobachtbar zu machen (siehe ▶ Abschn. 3.2: Der unauffällige Drang zu knibbeln).

Wenn Sie unter Trichotillomanie oder anderen körperbezogenen Verhaltensweisen leiden, empfehlen wir Ihnen, hierfür Informationen zu dem jeweiligen Thema einzuholen. Für Trichotillomanie können wir den „Ratgeber Trichotillomanie: Informationen zum krankhaften Haareausreißen für Betroffene und Angehörige" (Hunger und Lüttmann 2016) empfehlen. Sie können auch diesen Ratgeber nutzen, um an Ihrem Verhalten zu arbeiten. Die Inhalte beziehen sich zwar auf das Knibbeln, die Abläufe, wie zuvor beschrieben, sind aber überwiegend gleich. Somit können Sie die Erklärungen und Übungen auch auf Ihr Problemverhalten übertragen. Bei manchen Übungen müssen Sie allerdings **umdenken,** da sich die Vorschläge insbesondere für Stimuluskontrolltechniken und Gegenbewegungen eher auf typische Knibbelsituationen beziehen. Bitte beachten Sie, dass es sich hierbei um Selbsthilfe-Techniken handelt. Wenn Sie in besonderem Ausmaß unter einer sich wiederholenden Verhaltensweise leiden (Haareausreißen/Nägelkauen/etc.), sprechen Sie bitte mit Ihrer Hausärztin und/oder wenden Sie sich an einen psychologischen Psychotherapeuten.

> Wenn Sie Ihre Haare nach dem Ausreißen in irgendeiner Form essen sollten, sprechen Sie bitte umgehen mit einer Ärztin darüber. Das Herunterschlucken von Haaren kann ernste Folgen für den Verdauungstrakt und Ihre Gesundheit haben.

12.3.1 Stimuluskontrolle bei Haareausreißen

Wenn Sie Stimuluskontroll-Strategien bei Haareausreißen anwenden möchten, gehen Sie wie in ▶ Kap. 7 (Mir [Knibbel-] Freiräume schaffen) beschrieben vor (1) Vorbereitung, 2) Planung, 3) Umsetzung, 4) Verbesserung). Zur Auswahl passender Veränderungen von Risikosituationen gelten dieselben Regeln wie beim Verhindern von Knibbeln. Die Situation sollte so verändert werden, dass das Haareausreißen erschwert oder bestenfalls gar nicht möglich ist. Achten Sie auf unterschiedliche Auslöser für Haareausreißen. Je nach Auslösesituation können Sie Ihre Stimuluskontroll-Strategie auswählen.

Diesen Ratgeber für andere Verhaltensweisen nutzen

Ergänzungen für Trichotillomanie zu ◨ Tab. 7.3 (► Kap. 7): Strategien, die das Ausführen der typischen Ausreißbewegung erschweren.

- **Ertasten der Haare verhindern:** Zu Hause eine Kopfbedeckung tragen (Mütze) oder lange Haare zu einem geschlossenen Knoten zusammenbinden, Baumwollhandschuhe tragen.
- **Ausreißbewegung verhindern:** mögliche Hilfsmittel wie Pinzetten entfernen, Fingernägel kurz schneiden oder besonders lang tragen, Fingerspitzen mit Pflastern verbinden oder eincremen.

Beispiel Marie: Meine Risikosituationen (Übung 9.1, ► Kap. 7)

Risikosituation 1: Am Abend beim Fernsehen
- **Situation:** Alleine zu Hause, Hände haben nichts zu tun
- **Gedanken:** Über die Anstrengung des Tages
- **Gefühle:** Ausgelaugt, Wunsch nach Entspannung

Risikosituation 2: Autofahren
- **Situation:** Wartezeit bei roter Ampel oder im Verkehr, Arm aufgestützt, Hand am Nackenhaar
- **Gedanken:** Keine, abwesend
- **Gefühle:** Unruhig, gelangweilt

Beispiel Marie: Meine Risikosituationen verändern
(Übung 9.2, ► Kap. 7)

Risikosituation 1: Am Abend beim Fernsehen
- **Vermeidung der Situation:** Verabredungen mit Freundinnen, am Esstisch sitzend ein Buch lesen, früher ins Bett gehen
- **Veränderung der Situation:** leichte Stoffmütze über die Haare ziehen, in der Mitte des Sofas sitzen, um Arme nicht aufzustützen, Hände eincremen oder Baumwollhandschuhe anziehen, Hände beschäftigt halten mit Knetball oder Stricksachen.

Risikosituation 2: Autofahren
- **Vermeidung der Situation:** Nicht möglich.
- **Veränderung der Situation:** Haare zu einem Zopf binden, Schal tragen, damit Nackenhaare nicht so leicht zugänglich sind, Kettenanhänger oder Hängeohrringe tragen, an denen alternativ herumgespielt werden kann, Doppelseitiges Klebeband auf die Armlehne kleben, sodass der Arm nicht automatisch aufgestützt wird.

12.3.2 Stimuluskontrolle bei Nägelkauen

Wenn Sie Stimuluskontroll-Strategien bei Nägelkauen anwenden möchten, gehen Sie wie in ► Kap. 7 (Mir [Knibbel-]Freiräume schaffen) beschrieben vor (1) Vorbereitung, 2) Planung, 3) Umsetzung, 4) Verbesserung). Zur Auswahl passender Veränderungen von Risikosituationen gelten dieselben Regeln wie zum Verhindern von Knibbeln. Die Situation sollte so verändert werden, dass das Kauen der Nägel erschwert wird oder nicht möglich ist. Achten Sie auf unterschiedlichen Auslöser für Nägelkauen. Je nach Auslösesituation können Sie Ihre Stimuluskontroll-Strategie auswählen.

Ergänzungen für Nägelkauen zu ◘ Tab. 7.3 (► Kap. 7): Strategien, die das Ausführen der typischen Knibbelbewegungen erschweren.

- **Bewegung der Hände zum Mund verhindern,** vor allem in Situationen, in denen Sie auf etwas Anderes konzentriert sind: Hände beschäftigt und im Sichtfeld halten, Hände anderweitig beschäftigen.
- **Pflege der Nägel:** Fingernägel kurz tragen, Nagelhaut regelmäßig zurückschieben (um Einreißen zu verhindern), zur professionellen Maniküre gehen.
- **Kaubewegung verhindern:** Handschuhe tragen, Fingerspitzen mit Pflaster oder Tape zukleben, Speziallack mit Bitterstoffen (Apotheke) auf die Fingernägel auftragen.

Beispiel Ben: Meine Risikosituation und Veränderungen (Übung 9.1 und 9.2, ► Kap. 7)
Risikosituation: Zu Hause oder auf der Arbeit vor dem PC sitzend
- **Situation:** Am Schreibtisch, Arme aufgestützt, vor allem Bewegungen der rechten Hand mit der Maus.
- **Gedanken:** Konzentration auf die Bildschirminhalte
- **Gefühle:** neutral, teilweise angespannt.

Risikosituation verändern: Zu Hause oder auf der Arbeit vor dem PC sitzend
- **Vermeidung der Situation:** Nicht möglich.
- **Unbemerktes Nägelkauen verhindern:** Eine Eieruhr stellen, die daran erinnert alle paar Minuten zwei Gegenstände vor dem PC-Bildschirm mit linker und rechter Hand gleichzeitig zu berühren.
- **Veränderung der Situation:** Einen Knetball in der linken Hand halten, Sitzposition so einstellen, dass Arme nicht aufgestützt werden können, Fingernägel mit Pflaster zukleben.

12.3.3 Habit Reversal Training bei Haareausreißen und Nägelkauen

Wenn Sie eine Gegenbewegung zum Haareausreißen oder Nägelkauen anwenden möchten, gehen Sie wie in ▶ Kap. 8 (Mich stoppen) beschrieben vor (1) Aufmerksamkeitstraining, 2) Gegenbewegung, 3) Umsetzung, 4) Erweiterung). Ihre Gegenbewegung sollte unvereinbar mit Ihrer Körperhaltung und typischer Bewegungen beim Haareausreißen/Nägelkauen sein.

Mögliche Gegenbewegungen bei **Haareausreißen**
- Arme z. B. nach unten strecken, wenn üblicherweise Kopfhaar ausgerissen wird (weg vom Haarbereich, an dem gezupft wird), Finger spreizen oder Hände zur Faust ballen

Mögliche Gegenbewegungen bei **Nägelkauen**
- Finger strecken und spreizen, mit den Handflächen und Fingerspitzen auf den Tisch drücken/im Auto das Lenkrad umfassen

12.4 Zusammenfassung: Sich selbst helfen bei körperbezogenen sich wiederholenden Verhaltensweisen

Auf den eigenen Körper bezogene sich wiederholende Verhaltensweisen schränken das Leben der Betroffenen ein und stellen eine große Belastung dar. Ob Haut, Haare oder Fingernägel bearbeitet werden, die Abläufe und Schwierigkeiten sind die gleichen. Die Herausforderung ist, für sich selbst passende und hilfreiche Veränderungen der typischen Risikosituationen zu finden.

Literatur

Hunger A, Lüttmann H (2016) Ratgeber Trichotillomanie: Informationen zum krankhaften Haareausreißen für Betroffene und Angehörige. Hogrefe, Göttingen

Weiterführende Literatur

American Psychiatric Association (2013) Diagnostische Kriterien DSM-5®: Deutsche Ausgabe herausgegeben von Peter Falkai und Hans-Ulrich Wittchen, mitherausgegeben von Manfred Döpfner, … Winfried Rief, Henning Saß und Michael Zaudig, 1. Aufl. Hogrefe, Bern

Bohne A (2009) Trichotillomanie. Hogrefe, Göttingen

Bohne A, Wilhelm S, Keuthen NJ, Baer L, Jenike MA (2002) Skin picking in German students: prevalence, phenomenology, and associated characteristics. Behav Modif 26:320–339. ▶ https://doi.org/10.1177/01445502026003002

Claiborn J, Pedrick C (2001) The habit change workbook: how to break bad habits and form good ones. New Harbinger Publications Incorporated, Oakland

Deutsches Institut für Medizinische Dokumentation und Information (2019) ICD-11 for mortality and morbidity statistics (version: 04/2019). ▶ https://icd.who.int/browse11/l-m/en. Zugegriffen: 11. Dez. 2019

Franklin ME, Tolin DF (2007) Treating trichotillomania: cognitive-behavioral therapy for hairpulling and related problems. Springer Science & Business Media, New York

Huebner D, Matthews B (2008) What to do when bad habits take hold: a kid's guide to overcoming nail biting and more. Magination Press, Washington DC

Terhorst-Molawi D (2019) BASICS Dermatologie, 5. Aufl. Urban & Fischer/ Elsevier GmbHElsevier Health Sciences, München

Trichotillomania Learning Center (2010) Virtual professional training insitute: practical training in the treatment of trichotillomania, skin picking and related body-focused repetitive behaviors [DVD]. Trichotillomania Learning Center, Santa Cruz

Vollmeyer K, Fricke S (2012) Die eigene Haut retten. Hilfe bei Skin-Picking. Balance-Ratgeber, Köln

Woods DW, Twohig MP (2008a) Trichotillomania: an ACT-enhanced behavior therapy approach. Therapist guide. Oxford Universtiy Press, Inc., New York

Woods DW, Twohig MP (2008b) Trichotillomania: an ACT-enhanced behavior therapy approach. Workbook. Oxford Universtiy Press, Inc., New York

Informationen für Familienmitglieder und andere nahestehende Personen

© Springer-Verlag GmbH Deutschland, ein Teil von Springer Nature 2020
L. M. Mehrmann und A. L. Gerlach, *Ratgeber Skin Picking,*
https://doi.org/10.1007/978-3-662-60469-4_13

Wenn Sie dieses Kapitel gelesen haben, …
- wissen Sie, was Skin Picking bedeutet und was bei Betroffenen passiert.
- kennen Sie Behandlungsmöglichkeiten von Skin Picking.
- wissen Sie, wie Sie jemanden dabei unterstützen können, mit dem Verlangen zu Knibbeln anders umzugehen.
- haben Sie Tipps bekommen, wie Sie jemanden behutsam auf das Knibbelverhalten ansprechen können.

Wenn Sie sich für dieses Kapitel interessieren, dann kennen Sie vermutlich eine Person in Ihrem näheren Familien- und Bekanntenkreis, die von Skin Picking betroffen ist. Häufig braucht es gemeinsames Wohnen und großes Vertrauen, um von jemandem zu erfahren, dass die Person Probleme mit dem übermäßigen Bearbeiten der Haut hat. Viele Betroffene verschweigen oder verheimlichen ihr Problem sehr lange. Das Knibbeln nicht unterlassen zu können und der eigenen Haut wiederholt ungewollt Schaden zuzufügen, ist für Betroffene sehr schambesetzt und unangenehm. Wenn in Ihrer Familie jemand unter dem beständigen Drang leidet, die eigene Haut zu bearbeiten, ist dies häufig seit vielen Jahren bekannt. Familienmitglieder fühlen sich oft hilflos, wenn sie dabei zusehen, wie die andere betroffene Person darunter leidet.

13.1   Was passiert bei Skin Picking?

Synonyme für Skin Picking: Dermatillomanie, Pathologisches Hautzupfen/-quetschen, Exkoriationsstörung.

Jeder hat schon einmal in seinem Leben seine Haut in irgendeiner Form bearbeitet. Das kann das Knibbeln, Puhlen, Aufkratzen, Ausdrücken/-quetschen von Hautunreinheiten, Wundschorf, Hautschüppchen, Nägeln oder auch gesunder Haut sein. Hautpflege, als Teil der Körperpflege, dient der Erhaltung und Steigerung des Wohlbefindens. So neigen Tiere in Stresssituationen verstärkt dazu, sich der Körperpflege zuzuwenden, um Stress abzubauen. Das Bearbeiten der eigenen Haut ist somit eine ganz natürliche Sache. Jedes Verhalten kann jedoch zu einer Belastung werden, wenn es übermäßig häufig und sehr stark stattfindet. Die Person hat das Gefühl, ihr Verhalten **nicht mehr kontrollieren** zu können. Wenn jemand einen sehr starken Drang verspürt die Haut zu bearbeiten, nicht mehr damit aufhören kann und **darunter leidet,** liegt eine behandlungsbedürftige Erkrankung vor. Es ist ähnlich wie der Übergang von schlechter Stimmung zu einer Depression. Jeder

---

13   Vom natürlichen Knibbeln zur Erkrankung

hat mal schlechte Laune und fühlt sich nicht gut. Wenn dieser Zustand jedoch immer wieder und über einen längeren Zeitraum anhält, sodass die betroffene Person darunter leidet und nicht mehr daraus kommt, dann sprechen Fachleute von einer behandlungsbedürftigen Depression.

Von Skin Picking betroffene Personen leiden unter einem deutlich stärkeren Drang, ihre Haut zu manipulieren als Personen ohne Skin Picking. Oftmals löst das Wahrnehmen von Hautunreinheiten, wie Pickeln oder Schorf, diesen Drang aus. Auch Anspannung, Stress und Langeweile können Auslöser für das übermäßige Knibbeln sein. Manche zupfen auch unbewusst, wie in einem trance-ähnlichen Zustand. Der **innere Drang,** den die Betroffenen verspüren, ist dabei so stark, dass sie diesem kaum Widerstand entgegensetzen können. Unterschiede gibt es bei den betroffenen Hautstellen (z. B. Gesicht, Dekolleté, Beine, etc.) und der Art und Weise wie die Haut bearbeitet wird. Das wiederholte und anhaltende Knibbeln führt in der Regel zu einer Schädigung des Hautgewebes. Hieraus entstehen starke Scham- und Schuldgefühle (Selbstabwertung) sowie Beeinträchtigungen im beruflichen und privaten Alltag.

Beispiel Sophie

Angefangen hat alles als ich in der Pubertät war. Da hatte ich zunächst nur wenige Pickel und habe angefangen sie auszudrücken. Später wurden es mehr Pickel und Mitesser. Ich habe abends oft lange vorm Spiegel gestanden. Als ich im jungen Erwachsenenalter angefangen habe, die Pille zu nehmen, wurde meine Haut deutlich besser. Trotzdem stand ich abends immer noch lange vorm Spiegel und habe jede kleinste Unebenheit bearbeitet. Morgens sah mein Gesicht oft noch rot und verunstaltet aus. Also habe ich morgens immer mehr Zeit zum Schminken und aus dem Haus gehen gebraucht. Da ich in meiner Ausbildung auch viel Kundenkontakt hatte, habe ich mich an manchen Tagen krankgemeldet, wenn mein Gesicht noch besonders schlimm aussah. Zum Sport bin ich schon lange nicht mehr gegangen, weil ich zu große Sorge hatte, dass mein Make-up beim Schwitzen nicht hält. Ich wollte dort auch nicht vor anderen duschen. Am schlimmsten sind die Narben, die sich inzwischen gebildet haben. Jeder kann mir meine Schwäche ansehen. Ich schäme und ärgere mich darüber, mit dem Knibbeln nicht einfach aufhören zu können.

Weitere Informationen zu Skin Picking finden Sie in ▶ Kap. 2 (Mich schlau machen – Wissenswertes über Skin Picking).

13.2 Wie wird Skin Picking behandelt?

Kontrollverlust über das Knibbeln

Viele von Skin Picking Betroffene hören häufig den Satz: „Hör' doch einfach auf!". Leichter gesagt als getan. Gerade dieses Nicht-aufhören-können und dem starken Drang zu Knibbeln nicht widerstehen zu können, macht Skin Picking zu einer Erkrankung. Skin Picking wird zu einem bedeutenden Problem, wenn Betroffene die **Kontrolle** über die Manipulation der Haut **verlieren**. Wenn sie beispielsweise die Haut viel häufiger bearbeiten als gewollt, viel mehr Zeit mit Knibbeln verbringen als beabsichtigt oder wenn die Haut schwere Schäden davonträgt. Wenn sie könnten, würden sehr viele Betroffene „einfach aufhören" und hätten eine große Sorge weniger.

Behandlung ist wichtig

Eine professionelle Behandlung sollte erfolgen, wenn die betroffene Person unter ihrem wiederholten Knibbelverhalten leidet und die **Stimmung** überwiegend gedrückt ist. Auch wenn sich daraus **Beeinträchtigungen und Einschränkungen** im sozialen oder beruflichen Alltag ergeben. Das kann Rückzug von der Familie und befreundeten Personen sein, z. B. wiederholtes Absagen von Verabredungen, weil zuvor stark geknibbelt wurde und die Haut sichtbar beschädigt ist.

Behandlungsmöglichkeiten

Hautärzte helfen bei der medizinischen Versorgung von Entzündungen und Wunden. Bei vorliegender Akne kann man diese durch Medikamente oder spezielle Cremes behandeln. **Psychologische Psychotherapeutinnen** (z. B. für Verhaltenstherapie) können helfen, indem sie die Betroffenen beim Erlernen von Methoden zur Verhaltensänderung unterstützen. Der Selbsthilfeansatz dieses Buchs beruht auf verhaltenstherapeutischen Methoden, die wir Ihnen im Folgenden kurz erläutern möchten.

13.3 Wie kann ich jemanden dabei unterstützen, weniger zu knibbeln?

Für Personen, denen eine von Skin Picking betroffenen Person nahesteht, ist es nicht leicht zu erkennen, ob die andere Person unter dem Knibbelverhalten leidet. Angehörige fühlen sich oft hilflos, sind verärgert oder genervt, weil sich nichts verändert. Wenn das Knibbeln verheimlicht wird, fühlen sich Angehörige zudem oft hintergangen und davon verletzt.

Unterstützung anbieten

Das wichtigste ist eine **offene und ehrliche Kommunikation**. Teilen Sie Ihre Gefühle mit, ohne Vorwürfe zu machen. Sofern vorhanden, sprechen Sie konkret Ihren Wunsch an, mit einbezogen zu werden. Überlegen Sie gemeinsam, welche Unterstützung für beide Seiten hilfreich wäre.

Im Folgenden finden Sie eine kurze Erläuterung zu den ▶ Kap. 2 bis 11 dieses Ratgebers. In jeder Zusammenfassung des jeweiligen Kapitels finden Sie Hinweise, wie Sie, als nahestehende Person, bei der Umsetzung der Inhalte mitwirken können.

Die Inhalte dieses Ratgebers bieten einen Selbsthilfeansatz. Die Wirksamkeit dieser Inhalte wurde im Rahmen eines Online-Selbsthilfeprogramms wissenschaftlich nachgewiesen. Da es sich um einen Selbsthilfeansatz handelt, ersetzt dieser keinesfalls eine medizinische oder psychotherapeutische Behandlung. Sollten die Probleme durch das Skin Picking stark belastend oder beeinträchtigend sein, empfehlen wir zunächst einen Psychologischen Psychotherapeuten (z. B. für Verhaltenstherapie) und ggf. eine Hautärztin aufzusuchen.

> Als nahestehende Person können Sie bei einer Verhaltensänderung nur helfen, wenn die betroffene Person sich dies explizit wünscht und sie offen darüber reden kann. Sollte die Person dies nicht wollen, besteht Ihre Unterstützung darin, diesen Wunsch zu respektieren und sobald gewünscht als Ansprechperson zur Verfügung zu stehen.

13.3.1 Zu ▶ Kap. 2: Mich schlau machen – Wissenswertes über Skin Picking

Wir hören immer wieder von Betroffenen, dass sie lange nicht wussten, dass es eine offizielle Bezeichnung für ihr Problem gibt. Häufig stoßen sie bei einer Internetrecherche zum ersten Mal auf den Begriff und finden sich in der Beschreibung von Skin Picking wieder. Für viele hat dies einen entlastenden Effekt. Es gibt einen Namen für ihr Leiden. Es ist etwas, das man behandeln kann und es gibt andere mit dem gleichen Problem. Gleichzeitig kommen viele neue Fragen auf: Wie entsteht sowas? Wieso bin ich betroffen und andere nicht? Wie viel ist über Skin Picking bisher bekannt? Aus diesem Grund finden Sie in ▶ Kap. 2 (Mich schlau machen – Wissenswertes über Skin Picking) dieses Ratgebers Antworten auf eine Reihe von häufig gestellten Fragen rund um Skin Picking sowie Informationen zur Haut.

Was kann ich als nahestehende Person tun?

Wenn Sie sich selbst ebenfalls schlau machen, können Sie die betroffene Person besser in ihrem Verhalten verstehen, offener darüber sprechen und somit besser unterstützen. Dieser Ratgeber hilft Ihnen dabei.

Informationen sammeln

13.3.2   Zu ▶ Kap. 3: Mich verstehen – was hilft mir wirklich bei Skin Picking?

Allgemeine Informationen zu Skin Picking sind wichtig. Knibbeln ist aber auch sehr individuell, da jede betroffene Person andere typische Situationen hat, in denen geknibbelt wird. Es gibt viele verschiedene Arten, die Haut zu manipulieren und dabei vorzugehen. Mit dem Knibbelkreislauf wird der Ablauf einer sogenannten Knibbelepisode (Phase intensiven Knibbelns, von z. B. mehreren Minuten) beschrieben. Eine bestimmte Stimmung **(Gefühl)** löst in einer bestimmten Situation das Bedürfnis zu Knibbeln aus **(Drang)**. Durch das Bearbeiten der Haut **(Knibbeln)** setzt eine kurzfristige Erleichterung ein, unangenehme Gefühle sind vorerst schwächer **(Konsequenzen)**. Langfristige negative Folgen erhöhen jedoch die Wahrscheinlichkeit für erneutes Knibbeln, durch erhöhten Stress und negative Gefühle. Es sind die kurzfristigen positiven Konsequenzen des Knibbelns, die zu einer Wiederholung dieses Verhaltens führen, auch wenn langfristig die negativen Konsequenzen (Schuldgefühle, Narbenbildung) überwiegen.

Was kann ich als nahestehende Person tun?

Den Knibbelkreislauf besprechen

Sie können den Ablauf einer typischen **Knibbelepisode** miteinander besprechen. Ein unvoreingenommenes Gespräch über die Empfindung des unangenehmen Drangs zu Knibbeln und über kurzfristige angenehme Folgen des Knibbelns, helfen Ihnen nachzuvollziehen, wieso eine Unterbrechung dieses Kreislaufs so unglaublich schwerfällt.

Ziel ist es, dass die betroffenen Personen lernen, ihren Knibbelkreislauf an mehreren Stellen zu unterbrechen. An einer Verbindung anzusetzen mag nicht ausreichen, um den Kreislauf zu durchbrechen. Deshalb wird durch **unterschiedliche Strategien** versucht, den Kreislauf an **mehreren Schnittstellen** zu unterbrechen. So kann ein neues positiv-verändertes Verhalten (Nicht-Knibbeln) erlernt werden.

Wenn Sie jemanden bei der Umsetzung verschiedener Knibbelstopp-Strategien unterstützen möchten ist es hilfreich, wenn auch Sie verstanden haben, an welcher Stelle die jeweilige Strategie helfen soll. Das kann zum Beispiel bei der Vermeidung von aufkommendem Knibbeldrang sein oder beim aktiven Umgang mit bereits bestehendem Knibbeldrang. Voraussetzung hierbei ist jedoch immer, dass die betroffene Person diese Informationen mit Ihnen austauschen möchte.

13.3.3 Zu ▶ Kap. 4: Mich beobachten – die Detektivarbeit

Wenn man an einem Verhalten etwas verändern möchte, sollte dies so konkret wie möglich beschrieben werden. Die **regelmäßige Dokumentation** des Knibbelverhaltens dient dem Erkennen typischer Auslöser. Wann ist die Wahrscheinlichkeit für Knibbeln besonders hoch und wie viel wird überhaupt geknibbelt? Das Führen eines sogenannten Knibbeltagebuchs unterstützt bei der Planung von Veränderungen und verschafft einen Überblick über die Häufigkeit und Intensität des Knibbelns. Gleichzeitig können hieran Veränderungen, beispielsweise durch die Einführung von unterschiedlichen Strategien gegen das Knibbeln, sichtbar werden.

Was kann ich als nahestehende Person tun?
Sie können die betroffene Person bei der Beobachtung ihres Knibbelverhaltens unterstützten. Gibt es schwierige Situationen in denen das Knibbeln besonders häufig vorkommt? Inwiefern können Sie Schwankungen oder Änderungen im Knibbelverhalten der anderen Person wahrnehmen?

Auslöser für Knibbeln besprechen

13.3.4 Zu ▶ Kap. 5: Mich motivieren

Vor- und Nachteile abwägen

An einer langanhaltenden, tief verwurzelten Gewohnheit etwas zu verändern, kostet viel Energie, Kraft und Motivation. Rückschläge und Frustration gehören leider häufig mit dazu. Um auch in schwierigen Zeiten an dem Ziel, weniger zu Knibbeln, festzuhalten, ist es hilfreich sich mit **Vor- und Nachteilen einer Veränderung** auseinanderzusetzen. Wie zuvor erwähnt, kann Knibbeln kurzfristig erleichtern oder beruhigend wirken. Vielen hilft es Stress abzubauen. Weniger zu knibbeln bedeutet somit auch, auf eine Möglichkeit Stress abzubauen zu verzichten. Das unangenehme Dranggefühl auszuhalten fällt besonders schwer, wenn eine Erlösung durch eine kurze Knibbelepisode so einfach wäre. Um sich die unterschiedlichen Konsequenzen einer Verhaltensänderung bewusst zu machen, werden diese in ein sogenanntes **Vier-Felder-Schema** eingetragen. Hierbei wird zwischen kurz- und langfristigen Vor- und Nachteilen unterschieden, die mit der Entscheidung weniger zu knibbeln, verknüpft sind. Diese ehrliche Auseinandersetzung mit positiven und negativen Konsequenzen einer Verhaltensänderung hilft den betroffenen Personen durchzuhalten, auch wenn es später einmal schwerfällt. Sie können sich somit deren gute Gründe für das Durchhalten leichter wieder vor Augen führen.

Was kann ich als nahestehende Person tun?
Wenn die betroffene Person es möchte, können Sie sich gemeinsam das Vier-Felder Schema anschauen. Dies hilft Ihnen zu verstehen, warum es manchmal besonders schwerfällt, etwas zu verändern. Akzeptieren Sie jeden der genannten Punkte, auch wenn es für Sie nur schwer nachvollziehbar ist. Fallen Ihnen weitere Vor- und Nachteile für bzw. gegen eine Veränderung des Verhaltens ein? Besprechen Sie gemeinsam, ob Sie die betroffene Person in Momenten, in denen ihr das Durchhalten besonders schwerfällt, an ihre notierten Gründe erinnern dürfen. Es ist hilfreich, das Vier-Felder-Schema sichtbar aufzuhängen.

13.3.5 Zu ▶ Kap. 6: Mir Ziele setzen

Ziele klar formulieren

Bevor es mit der Umsetzung konkreter Knibbelstopp-Strategien losgeht, sollte das Ziel festgesteckt werden. Wie bei einer Taxifahrt, bei der man der fahrenden Person zu Beginn sagt, wo es hingehen soll, sollte auch bei der Planung einer Verhaltensänderung ein Ziel festgelegt werden. Das Ziel bzw. die Ziele sollen **konkret formuliert** und **messbar** sein. „Weniger Knibbeln" ist zu schwammig; „abends nach 10 min das Badezimmer verlassen", ist ein konkretes Ziel und lässt sich sogar mit der Stoppuhr messen.

Was kann ich als nahestehende Person tun?
Wir empfehlen die persönlichen Ziele schriftlich festzuhalten. Das schafft Verbindlichkeit sich selbst gegenüber. Mit jemand anderem über die eigenen Ziele zu sprechen, um sich so jemand Verbündeten ins Boot zu holen, die an die Ziele erinnern können, kann noch weitere Verbindlichkeit schaffen. Beachten Sie, dass es sich nicht um Ihre Ziele handelt, sondern die der anderen Person. Akzeptieren Sie, wenn Ihre Zielvorschläge nicht notiert und mit aufgelistet werden.

13.3.6 Zu ▶ Kap. 7: Mir (Knibbel-)Freiräume schaffen

Die ▶ Kap. 7 bis 10 beinhalten unterschiedliche Knibbelstopp-Strategien, die an verschiedenen Stellen im Knibbelkreislauf ansetzen.

Die Knibbelstopp-Strategien:
- **Stimuluskontrolle,** um Knibbeln zu erschweren oder gar unmöglich zu machen
- **Habit Reversal Training** (kurz: HRT; Deutsch: Training zur Gewohnheitsumkehr) gegen Knibbeln bei Knibbeldrang
- Veränderung von Denkmustern, um sich von blockierenden **Gedanken** freizumachen
- Aktivitäten aufbauen, um persönliche Ziele zu erreichen und **Gefühle** positiv zu beeinflussen

Die Knibbelstopp-Strategien setzen an unterschiedlichen Punkten im Knibbelkreislauf an. Stimuluskontrolle dient der Vermeidung von aufkommendem Knibbeldrang. Habit Reversal Training hilft beim Umgang mit bereits vorhandenem Knibbeldrang. Sich hilfreiche Gedanken machen unterstützt bei einem guten Umgang mit knibbelbezogenen sowie selbstbezogenen (negativen) Gedanken. Förderliche Aktivitäten bieten einen **Ausgleich** zum Knibbelverhalten. Sie können die zeitliche Lücke füllen, die entsteht, wenn weniger geknibbelt wird. Angenehme Aktivitäten helfen auch präventiv, um sich wohler zu fühlen und zu entspannen, um weniger zu knibbeln.

Stimuluskontrolle bedeutet, Auslöser fürs Knibbeln und typische Reize, die damit verbunden sind, zu kontrollieren, zu verändern oder zu entfernen.

Wurden persönliche Risikosituationen erkannt, in denen die Wahrscheinlichkeit zu Knibbeln besonders hoch ist, können diese gezielt verändert werden. Ziel ist hierbei, Knibbelauslöser zu beseitigen und die Situation so zu verändern, dass weniger Knibbeldrang aufkommt und das Bearbeiten der Haut nicht möglich ist. Das kann zum Beispiel das Abhängen von Spiegeln sein, um nicht mit dem Anblick der eigenen Haut konfrontiert zu werden. Das Tragen von Baumwollhandschuhen bei Tätigkeiten, bei denen die Hand schnell mal ins Gesicht wandert oder das Sitzen in der Mitte des Sofas, um den Kopf nicht auf den Händen aufstützen zu können, sind mögliche Strategien, um Knibbeldrang und Knibbelverhalten zu vermeiden. Eine ausführlichere Auflistung möglicher Veränderungen finden Sie in ◘ Tab. 7.2 bis 7.4 (▶ Kap. 7).

Die vorgenommenen Veränderungen bedeuten nicht, dass diese von nun an für immer so bleiben müssen. Sind die Veränderungen wirksam und lässt die Häufigkeit/der Drang des Knibbelns nach, so können die Veränderungen nach und nach wieder zurückgenommen werden.

Was kann ich als nahestehende Person tun?
Sie können die Stimuluskontrolle als Knibbelstopp-Strategie unterstützen, indem Sie vorübergehende Veränderungen in Ihren Wohnräumen oder in bestimmten Alltagsabläufen **akzeptieren und unterstützen.** Sie können die betroffene Person ermutigen Veränderungen auszuprobieren und gemeinsam überlegen, wie diese Veränderungen angepasst werden können, um besonders wirksam gegen Knibbelverhalten zu sein.

13.3.7 Zu ▶ Kap. 8: Mich stoppen

Training zur
Gewohnheitsumkehr

Bei bereits vorhandenem Drang zu Knibbeln fällt es Betroffenen besonders schwer, nicht mit dem Bearbeiten der Haut zu beginnen. Durch die Anwendung einer mit dem Knibbeln **unvereinbaren Bewegung** kann Knibbeln verhindert und der Drang abgebaut werden. Diese Gegenbewegung zum Knibbeln wird mit dem Habit Reversal Training eingeübt. Zuerst wird eine passende Bewegung ausgewählt, die mit dem gewohnten Knibbelverhalten unvereinbar ist. Zum Beispiel wäre das Gegenteil von Knibbeln im Gesicht (Finger zusammen und nach oben in Richtung Gesicht gehalten) die Finger zu spreizen und die Hände nach unten zu halten. Beispiele für Gegenbewegungen finden Sie in ◉ Tab. 8.1 (▶ Kap. 8). Diese Bewegung wird zunächst in Situationen ohne Knibbeldrang eingeübt, um diese dann in schwierigen Risikosituationen gezielt anzuwenden. Durch die gezielte wiederholte Anspannung der entgegengesetzten Muskeln kommt es zu einem Abbau von Anspannung und Knibbeldrang.

Was kann ich als nahestehende Person tun?
Die Gegenbewegung zum Knibbeln kann sehr auffällig sein und irritierend wirken. Im geschützten Rahmen hilft es Betroffenen dieses Prinzip zu üben, um in öffentlichen Situationen auf eine weniger auffällige Gegenbewegung zurückzugreifen (z. B. Hände in der Tasche zur Faust ballen). Die Gegenbewegung kann auch helfen, bereits begonnenes Knibbeln zu unterbrechen und Anspannung abzubauen. Besprechen Sie mit Ihrer nahestehenden Person, inwieweit Sie diese an die Gegenbewegung erinnern dürfen. Wenn gewünscht, machen Sie beim Einüben der Gegenbewegung mit, vielleicht haben Sie noch den ein oder anderen Tipp, wie die Bewegung passender ausgeführt werden kann, um besonders gut Spannung abzubauen.

13.3.8 Zu ▶ Kap. 9: Mir hilfreiche Gedanken machen

Negative Gedanken können unangenehme Gefühle auslösen, was sich wiederum auf das Verhalten auswirken kann. Durch die Beobachtung der eigenen Gedanken und den Folgen können typische Gedankenverzerrungen erkannt und gezielt alternative Gedanken entwickelt werden.

Was kann ich als nahestehende Person tun?
Die Beobachtung der eigenen Gedanken erfordert Disziplin und fällt vielen sehr schwer. Wenn Sie mit der betroffenen Person über Möglichkeiten sich hilfreiche Gedanken zu machen sprechen wollen, hilft es, ▶ Kap. 9 selbst vollständig zu lesen. Gedankenbeobachtung und -umwandlung wird in vielen Bereichen der Verhaltenstherapie angewandt. Jeder hat automatische negative Gedanken. Wenn Sie Lust haben, führen Sie selbst mal ein Gedankenprotokoll und überlegen, welche Gedanken verzerrt sind und wie Sie diese ersetzen könnten. Ein Austausch über persönliche Erfahrungen bei der Beobachtung und Umwandlung von Gedanken ist häufig sehr aufschlussreich.

Die eigenen Gedanken beobachten

13.3.9 Zu ▶ Kap. 10: Mir etwas Gutes tun

Ziel dieses Ratgebers ist nicht nur, dass die betroffene Person lernt weniger zu knibbeln, sondern auch sich einen **Ausgleich zum Knibbeln** zu schaffen. Die aktive Gestaltung des Alltags mit ausgleichenden Aktivitäten und Ruhephasen stärkt positive Erlebnisse und hilft im konstruktiven Umgang mit Knibbeldrang und Knibbelverhalten. Mit **förderlichen Aktivitäten** sind Unternehmungen oder Handlungen gemeint, die sich positiv auf das Befinden auswirken können. Sie wirken ausgleichend bei einem stressigen Alltag. Sie können eine **Ablenkung** bei anhaltendem Knibbeldrang, eine **Belohnung,** ein **Anreiz** sein oder einfach der **Entspannung** dienen. In ◙ Tab. 10.1 (▶ Kap. 10) finden Sie eine Auflistung unterschiedlicher förderlicher Aktivitäten. Die Betroffenen werden angehalten sich eine Liste mit hilfreichen Aktivitäten für unterschiedliche Situationen zu erstellen.

Was kann ich als nahestehende Person tun?
Überlegen Sie, ob es förderliche Aktivitäten gibt, die Sie gemeinsam unternehmen können. Wie können Sie die andere Person bei der Durchführung von angenehmen Aktivitäten unterstützen und sich gemeinsam mehr Zeit füreinander nehmen?

13.3.10 Zu ▶ Kap. 11: Mich für die Zukunft wappnen

Notfallplan erstellen

Eine der größten Herausforderungen ist langfristig an den vorgenommenen Veränderungen festzuhalten und das Knibbelverhalten dauerhaft einzuschränken. Um für unterschiedliche Situationen zukünftig gewappnet zu sein, empfehlen wir die Erstellung eines **Notfallplans.** Darin wird für verschiedene Situationen notiert, welche Knibbelstopp-Strategien angewandt werden können.

> **Ein Ausrutscher ist ein kurzzeitiges oder verstärktes Knibbeln. Er gibt einen Hinweis darauf, sich wieder verstärkt auf die Lebenssituation und Knibbelstopp-Strategien zu konzentrieren. Erst wenn keine Anstrengungen mehr gegen das Knibbeln unternommen werden, ist dies ein Rückfall.**

Was kann ich als nahestehende Person tun?
Zeigen Sie Verständnis, wenn die Knibbelstopp-Strategien nicht direkt zum gewünschten Erfolg führen oder es immer mal wieder Rückschritte gibt. Überlegen Sie gemeinsam, was hilfreich sein könnte, um das Knibbelverhalten mithilfe der Knibbelstopp-Strategien besser zu bewältigen. Bauen Sie keinesfalls Druck auf, dass gewisse Ziele in einer bestimmten Zeit erreicht werden müssen. Wenn es zu Ausrutschern oder Rückfällen kommt, akzeptieren Sie dies, ohne der anderen Person Vorwürfe zu machen. Bieten Sie stattdessen Ihre Unterstützung bei der Umsetzung von Knibbelstopp-Strategien an und bleiben Sie zuversichtlich.

Beispiel Sophie
Hallo, ich bin Sophie und seit vielen Jahren Skin Pickerin. Im Verlauf des Ratgebers berichte ich immer mal wieder von mir.
Mein Problem mit dem Knibbeln habe ich sehr lange für mich behalten und verschwiegen. Gegenüber meinem Partner konnte ich es irgendwann nicht mehr verheimlichen. Mir hat sehr geholfen, dass er mein Problem von Anfang an ernst genommen hat, ohne sich darüber lustig zu machen. Wenn ich mich nach einer Knibbelepisode kaum aus dem Bad getraut habe, hat er mich manchmal einfach nur in den Arm genommen und war für mich da – ganz ohne Worte. Als ich am Knibbelstopp-Programm teilgenommen habe, hat es mir viel geholfen, mit ihm über meine Schwierigkeiten mit dem Hautbearbeiten zu sprechen. Bei manchen Stimuluskontroll-Veränderungen hatte er gute Ideen, wie ich die Situation noch besser verändern kann. Wenn er den Wecker im Bad klingeln hört, wenn meine 10-Minuten Zeit vorbei ist und ich nicht rauskomme, kommt er mich dort abholen. Das haben wir vorher so besprochen und

es hilft mir sehr. Wenn ich doch mal wieder mein Gesicht verunstaltet habe, sehe ich ihm an, dass es ihn ärgert oder traurig macht. Dann weiß ich, dass es für ihn auch nicht immer leicht damit ist.

13.4 Wie kann ich jemanden auf das Knibbelverhalten ansprechen?

Die vorherigen Informationen gingen immer von der Situation aus, dass Ihnen sowie der betroffenen Person das Problem mit dem übermäßigen Knibbeln bekannt ist und es möglich ist, darüber zu sprechen. Wenn Sie jemanden kennen, bei dem Sie vermuten, dass die Person ein Problem mit dem übermäßigen Bearbeiten der Haut haben könnte, kann es schwierig sein, dies anzusprechen. Gleichzeitig machen Sie sich vermutlich Sorgen um die andere Person und wünschen sich, dass diese Hilfe bekommt. Es ist sehr einfühlsam von Ihnen, sich darüber Gedanken zu machen.

Über Skin Picking zu sprechen fällt den meisten Betroffenen überaus schwer. Es ist ein sehr persönliches Problem, findet im Privaten statt und ist stark schambehaftet. Gleichzeitig berichten manche, dass es sehr hilfreich war, endlich mit jemandem offen darüber reden zu können und es nicht mehr verheimlichen zu müssen. Wenn Sie jemanden auf sein Knibbelverhalten ansprechen wollen, sollten Sie die folgenden Hinweise beachten:

- Wählen Sie einen ruhigen Moment aus, an einem Ort, an dem Sie sich ungestört mit der anderen Person unterhalten können.
- Beschreiben Sie Ihre Gründe, wieso Sie dieses Thema ansprechen, z. B., weil Sie sich Sorgen machen.
- Fragen Sie, ob es für die andere Person in Ordnung ist, wenn Sie Ihre Sorge bzw. Vermutung ansprechen.
- Lassen Sie der anderen Person offen, ob sie dazu etwas sagen möchte oder nicht.
- Äußern Sie Ihre Vermutung und lassen Sie die andere Person wissen, dass Sie sie, falls gewünscht, unterstützen möchten (z. B. durch Einholen von Informationen, Behandlungsmöglichkeiten, Selbsthilfe etc.)
- Fragen Sie die andere Person, inwiefern Sie sich welche Art der Unterstützung von Ihnen wünscht.

Lassen Sie sich nicht entmutigen, wenn die andere Person zunächst abweisend oder verärgert über Ihre Vermutung oder Beobachtung reagiert. Vielleicht fühlt die Person sich ertappt oder weiß nicht direkt, wie sie damit umgehen soll, dass Sie es angesprochen haben. Geben Sie der anderen Person Zeit darüber nachzudenken. Sollte die Person signalisieren, dass Sie darüber nicht weitersprechen möchte, akzeptieren Sie dies. Sie haben das Problem angesprochen, Ihre Besorgnis ausgedrückt und Ihre Hilfe angeboten. Mehr können Sie zum jetzigen Zeitpunkt nicht tun.

13.5 Zusammenfassung: Familienmitglieder und andere nahestehende Personen

Eine große Unterstützung

Wenn Sie dieses Kapitel gelesen haben, haben Sie sich intensiv mit Skin Picking beschäftigt. Das allein zeichnet Sie aus. Es ist klasse, dass Sie sich um eine Person, die vom häufigen Bearbeiten der eigenen Haut betroffen ist, solche Gedanken machen. Toll, dass Sie sich informieren, wie Sie der anderen Person helfend zur Seite stehen können! Es braucht manchmal sehr viel Geduld, um mit diesem Thema umzugehen. Hier sind Sie die größte Unterstützung, wenn Sie das Problem akzeptieren und zuversichtlich damit umgehen, auch wenn es Hochs und Tiefs gibt.

Weiterführende Literatur

American Psychiatric Association (2013) Diagnostische Kriterien DSM-5®: Deutsche Ausgabe herausgegeben von Peter Falkai und Hans-Ulrich Wittchen, mitherausgegeben von Manfred Döpfner, … Winfried Rief, Henning Saß und Michael Zaudig, 1. Aufl. Hogrefe, Bern

Feusner JD, Hembacher E, Phillips KA (2009) The mouse who couldn't stop washing: pathologic grooming in animals and humans. CNS Spectr 14:503–513. ▸ https://doi.org/10.1017/s1092852900023567

Franklin ME, Tolin DF (2007) Treating trichotillomania: cognitive-behavioral therapy for hairpulling and related problems. Springer Science & Business Media, New York

Vollmeyer K, Fricke S (2012) Die eigene Haut retten. Hilfe bei Skin-Picking. Balance-Ratgeber, Köln

13

Serviceteil

© Springer-Verlag GmbH Deutschland, ein Teil von Springer Nature 2020
L. M. Mehrmann und A. L. Gerlach, *Ratgeber Skin Picking*,
https://doi.org/10.1007/978-3-662-60469-4

Stichwortverzeichnis

V

Z

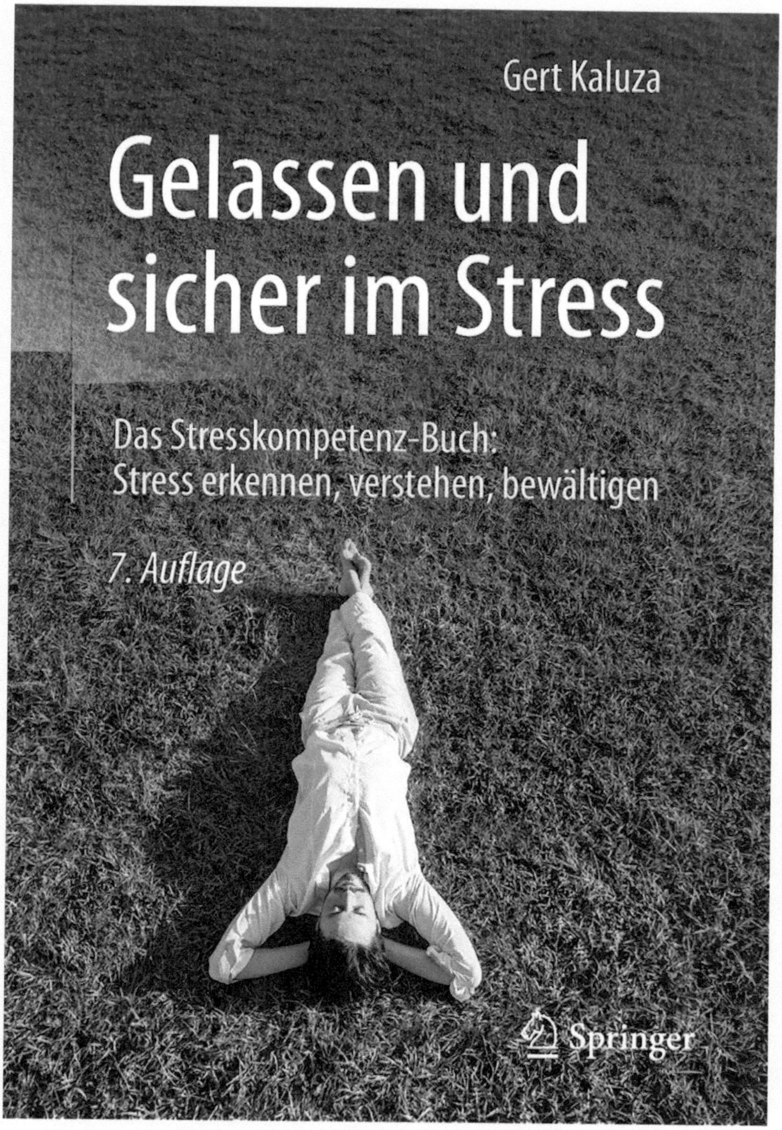

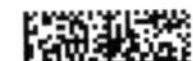